図解 腸からはじめる幸せ健康法

米国アルバート・アインシュタイン
医科大学外科教授
新谷弘実 監修

新星出版社

ジマ Shinya Biozyma

シンヤ・ビオジマ とは…

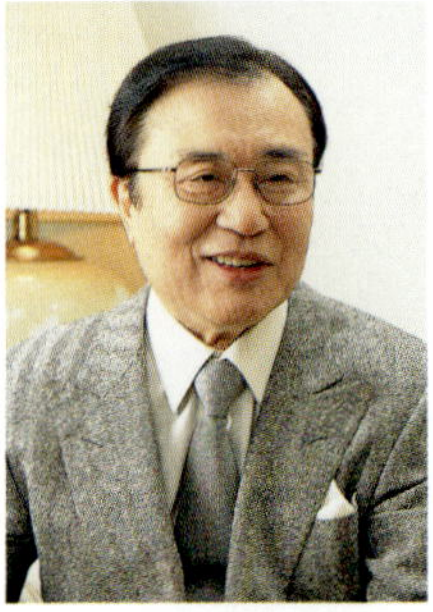

「生命の源」ともいえる酵素（エンザイム）のボディ・エンザイム（体内酵素）を日頃から蓄え、過剰消耗しないような生活習慣、若々しく健康であるための秘訣が、私が考えた「**シンヤ・ビオジマ**（シンヤ・ビオジマティック〈Shinya Biozymatic〉の略称）」です。「シンヤ・ビオジマ」は、酵素を活性化し、有用に活用してそのエネルギーを体内に満たすために考えました。

"Bio" は生物学（Biology）の頭文字、ジマティック（Zymatic）はエンザイム（Enzyme＝酵素）のことで、「生命体に重要なエネルギーを与える健康長寿法」を意味する、私の造語です。

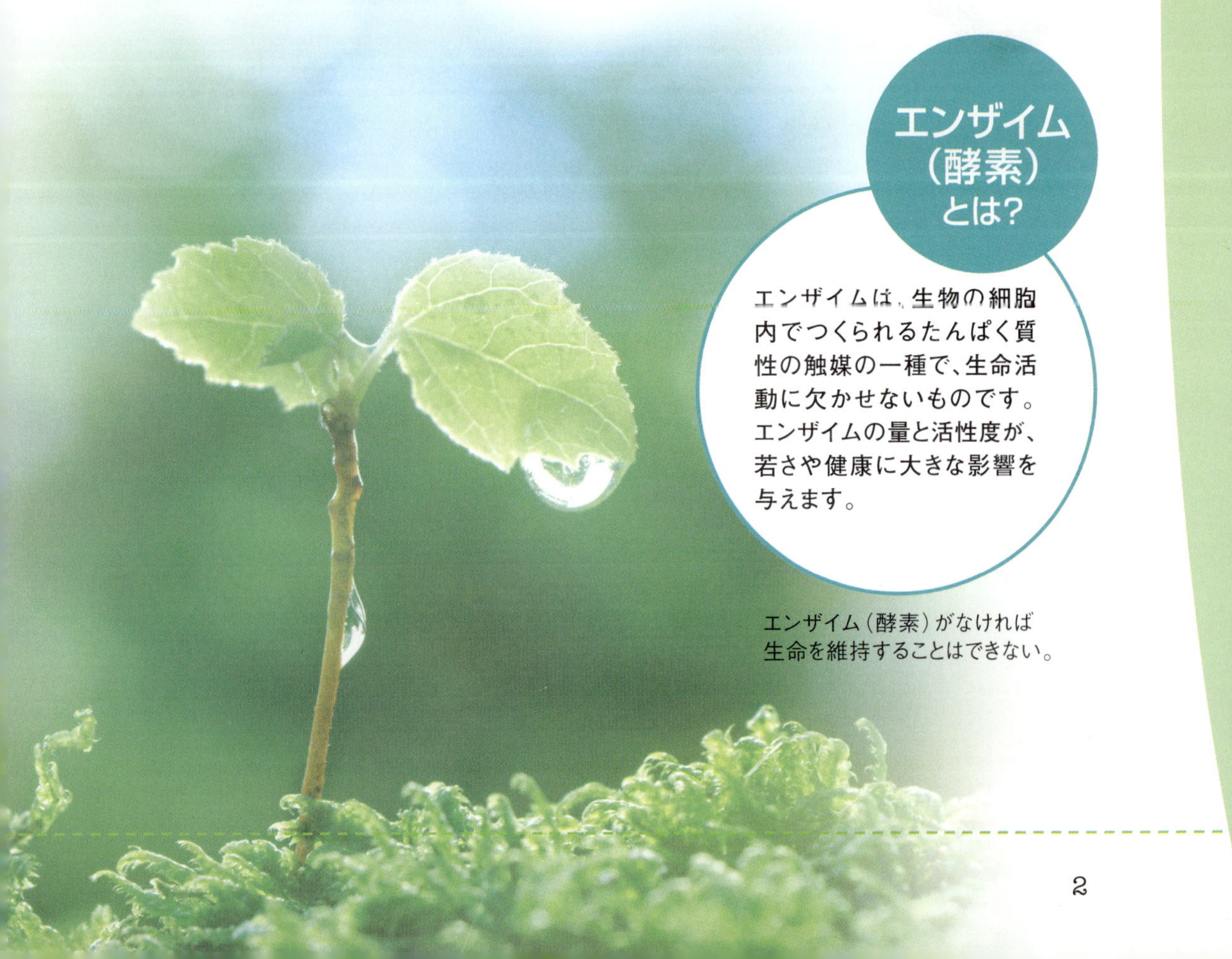

エンザイム（酵素）とは?

エンザイムは、生物の細胞内でつくられるたんぱく質性の触媒の一種で、生命活動に欠かせないものです。エンザイムの量と活性度が、若さや健康に大きな影響を与えます。

エンザイム（酵素）がなければ
生命を維持することはできない。

生命エネルギーに活力を与える予防と健康の理論

シンヤ・ビオ

あなたは、毎日の生活を楽しんでいますか?
「なんとなく体調がすぐれない」「だるい」「ぼんやりする」「胃腸の調子が悪い」
「しみや吹き出物が増えてきた」……。これでは健康で楽しい人生とはいえませんね。
また、これらの症状は、生活習慣病を引き起こす第一歩といえます。
よいことを始めるのに遅すぎるということはありません。よい食事をし、よい水を飲み、適度な運動をし、
休養をとるなど、よい生活習慣—「シンヤ・ビオジマ」を身につければ、
健康で幸せな人生はあなたのものになるのです。

私たちが健康で幸せな生活を手に入れるための大きなカギは、「エンザイム」が握っているといえるでしょう。

エンザイムとは酵素のこと。生物の細胞内でつくられるたんぱく質性のもので、生命活動に欠かせないものなのです。エンザイムは、動物のみならず、植物、微生物にもあり、生命活動をつかさどっています。

植物を例にとるとわかりやすいでしょう。まず種から芽が出、茎が伸び、葉が生え、花が咲き、実が成り、熟します。これらはすべて、植物内にあるさまざまな酵素のはたらきによるのです。

人間も同じで、心臓が動く、呼吸をする、消化する、排泄するなどの活動も、酵素があるからこそなのです。つまり、酵素がなければ生き物は生命を維持することができないのです。

酵素は生きているものではありませんが、私たちが生きるために行うあらゆる行為を可能にしているものですから、「生命の源」ともいえます。酵素の量と活性度が、健康状態や老化の速度に大きく影響しているのです。

酵素には、体内でつくられるものと、食べ物として摂取するものの2種類あります。体内でつくられる酵素には消化酵素と代謝酵素があり、その大部分は腸内細菌がつくりだしているといわれています。

若さを保ち、病気を防ぐ「エンザイム」は、腸でつくられている！

これは、本書で詳しく解説しますが、腸内細菌が喜ぶような腸内環境を整える、つまり何をどのように食べるのかがいかに大事か、ということでもあります。私はこれまで多くの方の内視鏡治療を行いましたが、健康でいきいきとしている人は年齢に関係なくきれいな腸相の持ち主ですし、逆に若くてきれいな女性でも、悪い食生活を送っているような人の腸相は非常に汚れています。

食べ物や腸内環境が悪いと、酵素は減ってしまうのです。酵素は体内にたまる毒素を解毒（デトックス）するためにも大量に消耗されてしまいます。

お酒やタバコ、過食、ストレスの強い生活環境、食品添加物や医薬品の使用などによってたまった毒素、また、紫外線、レントゲン、電磁波を浴びたときなどのフリーラジカル（活性酸素など）の解毒のために、大量の酵素が消費されます。酵素が少なくなると、老化が早まり、病気を引き起こす原因になってしまうのです。

そうならないためにも、次にご紹介する「シンヤ・ビオジマ」を実践して体内酵素を活性化させ、酵素を生み出してくれる腸内細菌が活発にはたらけるような腸内環境をつくることが大切なのです。

「シンヤ・ビオジマ」7つのキーワード

幸せ健康長寿を実現させるための7つのキーワードをご紹介しましょう。

1 よい食事とサプリメント

できるだけ新鮮な食材を植物食85〜90％、動物食10〜15％の比率で食べることを心がけ、食事で摂りきれない栄養素の酵素やビタミン、ミネラルなどはサプリメントで補わなければなりません。食材は、無農薬、有機栽培、無添加、新鮮（酸化していない）なものを選び、酵素がたくさん含まれている自然に近い状態で食べることが大切です。食事に関しては10ページ以降で詳しく説明します。

2 よい水と飲み方

よい水も体内酵素の強い味方です。私たちの体細胞は常に新鮮でよい水を必要としています。新鮮な水を飲むことによって、老廃物や毒素をすばやく体外に排出し、体内酵素や腸内細菌の活性化を促すので、ぜひ習慣づけましょう。
1日に必要な水の量は、だいたい1.5リットル。30〜40cc×体重（キログラム）です。飲むタイミングは朝の起きがけと昼食、夕食の1時間前に必要量の3分の1ずつ。食事中にもコップ一杯くらい飲みますが、消化酵素を薄めますので、大量に飲まないほうがいいでしょう。

3 正しい排泄

便秘や停滞便は、酵素をつくりだす大事な腸内の環境を汚染する原因となります。1日1回〜2回、規則正しい排泄を心がけてください。便秘で苦しんでいる人には、本書で紹介するコーヒー・エネマ（24ページ参照）が効果的でしょう。腸をきれいにして腸内細菌を活性化させ、体内酵素（約5000種類以上）をどんどん産出しましょう。

4 適切な運動・正常体温の維持

適度な運動は、血液・リンパ・胃腸・尿・肺の空気などの流れをよくし、基礎代謝、免疫力、抵抗力を高め、体内酵素を活性化させます。1日2〜4キロのウォーキングや、筋肉ストレッチなどを週4〜5回行えば効果的です。また、血液の流れをよくすることで、低体温や冷え症を予防します。

5 正しい呼吸

1時間に4〜5回くらい、できるだけ空気のきれいなところで腹式呼吸をしましょう。短く吸ってゆっくり長く吐いてください。1時間に数回の腹式呼吸で自律神経のバランスがよくなり、免疫力の向上に役立ちます。呼吸を浅くさせるようなタイトなブラジャーやネクタイはしないようにしましょう。

6 休息・睡眠

休息・睡眠中は、次の項目（6ページ参照）で説明する「ミラクル・エンザイム」が活性化します。体内酵素は休息・睡眠中にたくさんつくられますので、しっかり休んでください。私もよくやるのですが、日中、疲れたり眠くなったりしたときには、5〜10分くらい目を閉じて休むだけで、体内酵素の過剰消耗を抑え、回復に役立つのです。昼食後などに少し休むとよいでしょう。

7 笑いと幸福感・愛と感謝

ポジティブな思考と幸福感（ハッピネス）は免疫力やホルモンの分泌、自律神経のはたらきに効果があります。体内酵素を活性化させて病気を予防するのです。趣味など好きなことをしたり、瞑想やヨガ、ゴルフなどをして楽しんでください。

この「シンヤ・ビオジマ」の7つのキーワードを実践して、
あなたを美しく、健康にする心強い味方、酵素を活性化させましょう。

「シンヤ・ビオジマ」予防と健康の理論

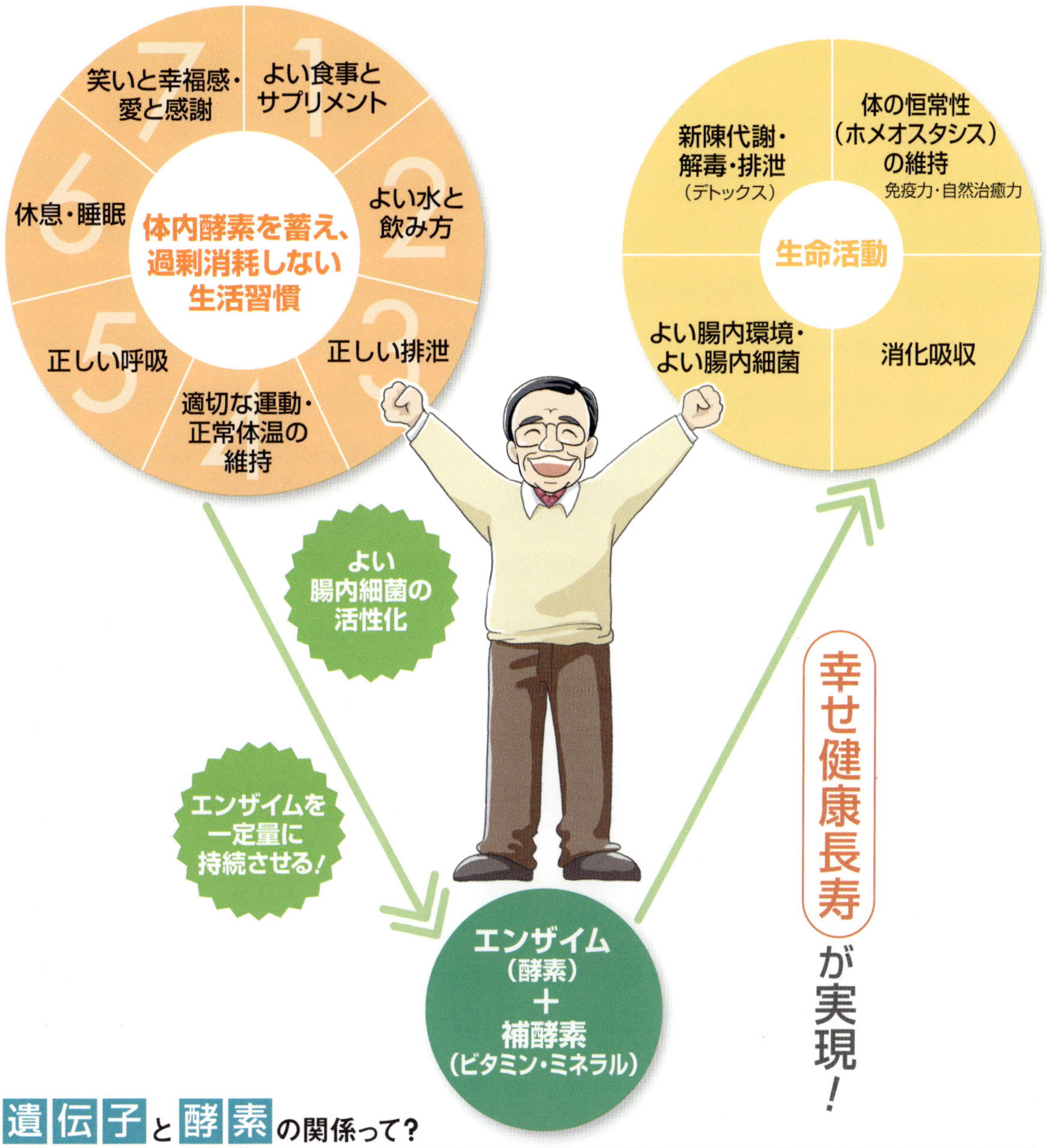

遺伝子と酵素の関係って?

ここ数年、遺伝子の解明が進んでいますが、酵素も遺伝子によってさまざまな作用が決められていることがわかってきました。遺伝子解読の第一人者、村上和雄筑波大学名誉教授は、遺伝子が「酵素をつくれ」と命令しているといいます。しかし、実際にはたらいている（スイッチ・オンになっている）遺伝子は、わずか5～10%だそうですので、スイッチ・オンになる遺伝子が増えるほど、私たちの潜在能力が生かされるようになります。

私は、遺伝子が「酵素をつくれ」と命令するときに「ミラクル・エンザイム（6ページ参照）」が利用されていると同時に、逆に「ミラクル・エンザイム」が遺伝子スイッチ・オンへのよい影響を与えているのではないかと考えています。「シンヤ・ビオジマ」を実践すれば、食べ物から積極的に酵素を取り入れられるだけでなく、遺伝子のスイッチをオンにできるかもしれません。

遺伝子と酵素のバランスのとれた関係が、私たちの生命エネルギーを活発にするのです。

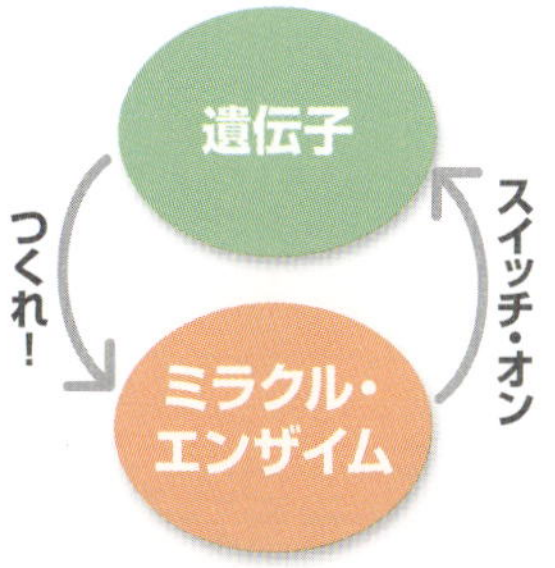

すべての酵素のもと、「ミラクル・エンザイム」とは

私たちの健康維持には、エンザイム(酵素)のはたらきが一番大切なわけです。その酵素は、人間の体内に5000種以上あるといわれています。なぜこんなに種類が多いのかというと、一つの酵素は一つのはたらきしかしないからなのです。

たとえば、だ液に含まれるアミラーゼという消化酵素は、でんぷん質に反応します。どのようにつくられているのかはまだ解明されていませんが、多くの種類の酵素は、必要に応じて体内で生成されているといわれています。

アミラーゼのように特定の場所で特定のはたらきをするものが、決まった数だけつくられているのか、というとそうではないようです。なぜなら、特定の場所で特定の酵素が大量に消費されると、体のほかの部分で必要な酵素が不足する傾向があるからです。

たとえば、アルコールを大量に飲んだとき、肝臓でアルコール分を分解する酵素が大量に使われると、胃腸での消化吸収に必要な酵素が足りなくなってしまうのです。

つまり、原型となる酵素が体の中で先につくられ、それが必要に応じて必要な酵素につくり替えられて、必要な場所で使われていると考えられるのです。

このことから私は、この「必要に応じて特定の酵素につくり替えられる以前の酵素、どのような酵素にもなれる酵素」を「ミラクル・エンザイム」と名づけたのです。

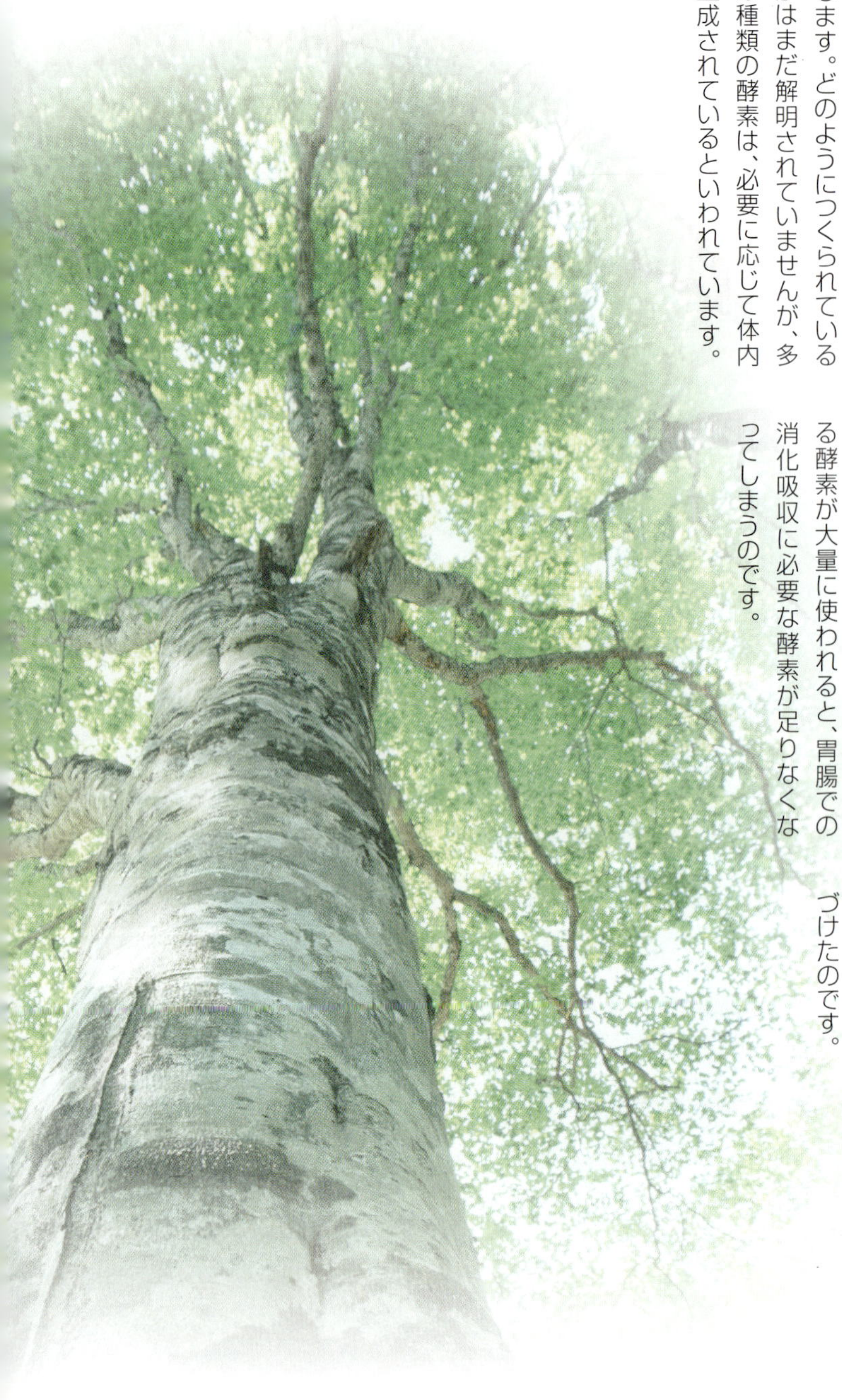

Miracle Enzyme

年をとるごとに少なくなっていく
エンザイムを減らさないようにするには

・消化不良	・痛風
・胃酸過多	・膠原病
・胃酸欠乏症	・膵炎
・便秘	・白内障
・慢性疲労	・虫歯
・慢性下痢	・乳糖不耐性
・甲状腺障害	・アレルギー疾患
・筋無力症	・早期老化
・慢性肝炎	・慢性関節炎
・糖尿病	・静脈炎
・潰瘍性大腸炎	・動脈硬化
・クローン病	・心筋梗塞
・食物アレルギー	・脳血栓
・肥満	・ガン　など

酵素を補給するためにも、本書で説明する「よい食事」を消化・吸収しなければなりませんが、この消化・吸収は消化酵素のはたらきによって行われます。

この消化酵素が少ないと、消化が不十分となり、胃腸の不快感、胃痛、胸やけ、腹部の膨張感、吐き気、食欲不振などの症状や他の病気を引き起こします。

食物を十分に消化・吸収するためには、毎日大量の消化酵素が必要なのですが、年をとればとるほど体内酵素、ミラクル・エンザイムの量も減少します。

それでは、加齢に伴う病気の大半は避けられないのでしょうか。

これらの病気の大半は、酵素の不足による消化不良、異常発酵によって生じた腸内の毒素や老廃物が体に負担をかけすぎることによって生じた結果だといえます。ですから、それに対抗するため、多くの酵素を含んだ新鮮な生の植物性の食物を毎日食べることはもちろんですが、酵素のサプリメントなども十分に摂るようにしなければなりません。

現在、アメリカではＦＤＡ（日本の厚生労働省にあたる機関）が率先して、多くの慢性病の治療にエンザイム・セラピー（酵素療法）を勧めています。エンザイム・セラピーの対象になる疾患・病気は左の表のようなものです。

私の経験からいえば、すべての慢性症状、慢性病はこの対象になると思います。活性のあるエンザイム（酵素）サプリメントは、「ミラクル・エンザイム」、体内酵素の一環として、体にいろいろなよい変化をもたらし、活力、エネルギーとスタミナを魔法のように与えてくれるのです。

消化酵素

が少ないと…

胃腸の不快感、
胃痛、
胸やけ、
便通不順、
腹部の膨張感、
腸内異常ガスの発生、
吐き気、
食欲不振、
食物アレルギーなどに！

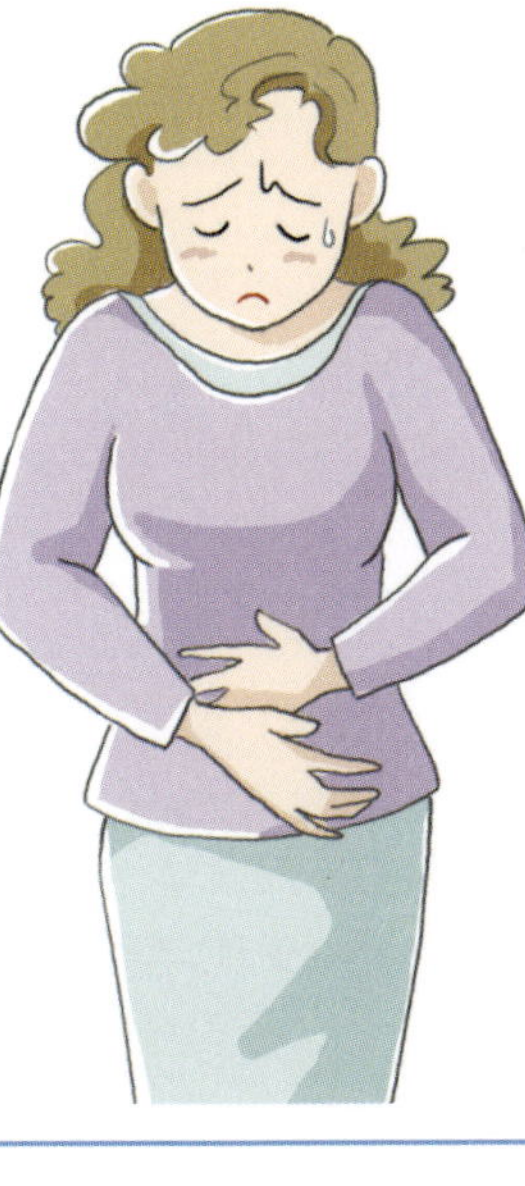

体内酵素（エンザイム）は貯金のようなもので、日頃から多量に消耗しないようにしておかなければなりません。体内酵素の補給に役立つ生活習慣を下記にまとめましたので、実践してみましょう。

これらの実践によって、「ミラクル・エンザイム」ができるのではないかと考えています。

本書では、若さを保ち、長生きをするための方法をご紹介していきますが、そのカギを握っているのが、酵素をつくりだす腸です。腸をきれいにすることによって腸内の善玉菌を増やすことが、健康への第一歩なのです。

どんな食事を摂り、どんな生活を送れば健康で病気をしない人生が手に入られるのかを詳しく解説していきます。みなさんもぜひ「できるところ」から実践してください。

繰り返しますが、よいことを始めるのに遅すぎるということはないのです。

「シンヤ・ビオジマ」を実践しよう！

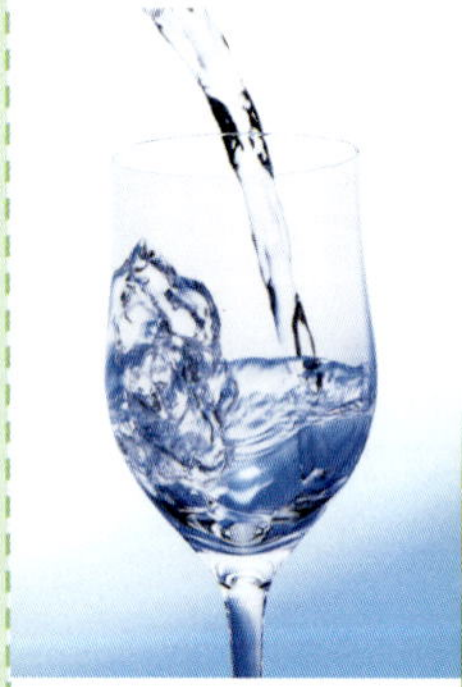

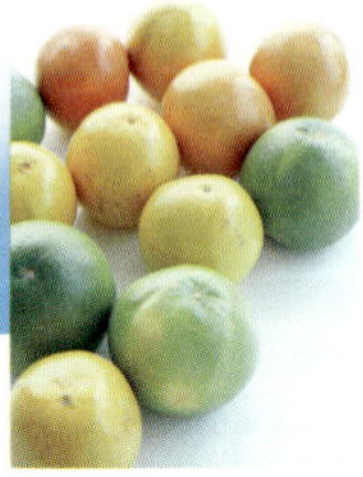

Point 1　酵素を含んだ生の食材の摂取

果物や野菜などできるだけ新鮮で生のものをたくさん摂りましょう。納豆やぬか漬け、味噌など、植物性の発酵食品もおすすめです。

Point 2　よい水とエンザイム《酵素》サプリメント

よい水は腸内細菌を活性化させます。私は毎日、高濃度酸素水を1000cc、還元水を500～1000cc飲んでいます。また、エンザイムサプリメントは体内酵素の補給に非常に役立ちます。

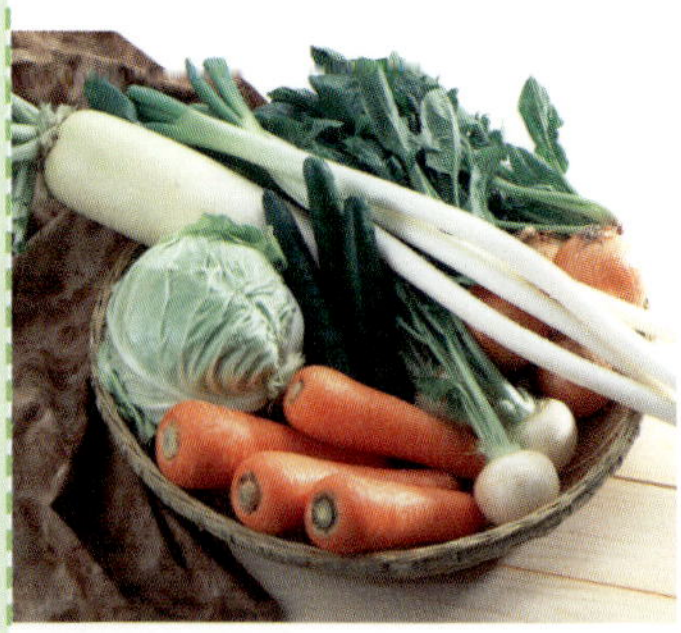

Point 3　ビタミン・ミネラルの補給

エンザイムが、体内で十分にはたらくためには、16種類のビタミン・ビタミン様物質と約60種類のミネラルが必要です。これらを豊富に含んだ穀物、野菜、海藻などをできるだけ多く摂りましょう。ビタミン・ミネラルのサプリメント摂取も大切です。

Point 4　免疫調整物質、抗酸化物質の摂取

抗酸化物質サプリメントは、体内酵素の消耗を減少させたり、補給したりして、免疫力・抵抗力・治癒力を高めます。多種類の乳酸菌を培養・生成してつくられたサプリメントも、腸内細菌や腸内環境の改善に役立ちます。

よい水とは？

飲んだ水は約15分で皮膚の表面に達し、約20分で細胞全体に達します。
水が体内や腸内できちんと循環することで腸内環境が整えられ、
新陳代謝がよくなり、胃腸のはたらきや排泄もよくなります。
また、血中の中性脂肪や尿酸値なども減り、皮膚もみずみずしさを増し、
その結果、体の健康と若さを維持できるのです。
しかし、水ならなんでもいいのかというと、そうではありません。
食べ物と同様、よい水を摂らなければなんの意味もないのです。

よい水の条件

❶塩素を含んでおらず、酸化されていない
❷水のクラスター(原子や分子のつながり)が小さく、細胞内に吸収されやすい
❸還元作用(酸化を防止する作用)をもっている
❹活性酸素の消去能力(抗酸化作用)がある
❺水のpH(酸性またはアルカリ性の強さを表す単位で、pH7が中性、pH7より少ないと酸性、pH7より多いとアルカリ性)が弱アルカリ性である
❻カルシウム、マグネシウム、カリウム、ナトリウム、鉄などのミネラル成分がバランスよく含まれている

これらの条件を満たす水としておすすめしたいのが高濃度酸素水、還元水です。体内でビタミンやミネラルを細胞や血液に吸収するとともに、老廃物や毒素を溶かし、体外へ排出します。

よい水の飲み方

水は百薬の長といってもいいでしょう。よい水を飲むことを習慣づけることで、体内の水もよどみなく流れるようになり、酵素も活発化し、若さと健康が保てるのです。

Point 1 成人は、1日1000〜1500cc。毎食30分〜1時間前に350〜500cc飲みます。水は、睡眠の2時間前くらいまでに摂り、夜中はできるだけ飲まない。高齢者でも最低1000ccは摂るよう心がけます。

Point 2 食道での「逆流」が起こる可能性があるので、寝る前や夜中に目覚めたときに飲むのは避けます。逆流すると胃酸と混ざった水が気管に入り、それを肺に吸い込むと肺炎を起こす危険があります。

ただし、これらは一つの目安です。もし1500cc飲んで下痢をするようなら、一度に飲む量を減らすなど、一人ひとりの体に合わせた自己判断が必要です。

高濃度酸素水、還元水のはたらき

1. 細胞に十分な酸素を与え、新陳代謝を活発にする ……▶
   - 脳細胞、心臓、肺、腎臓などの機能を高める
   - 肥満解消、認知症防止、若さの維持、美肌
2. 体内、血中の活性酸素を除去 ……▶
   - 動脈硬化、ガン予防
3. 筋肉エネルギーの増強 ……▶
   - 乳酸(疲労物質)を除去する
   - 運動能力が30%アップする
4. 体内酵素の増強と活性 ……▶
   - 健康増進、病気の予防・治療

胃腸の診断と食歴調査・分析から生まれた

新谷式 よい腸相 健康長寿法

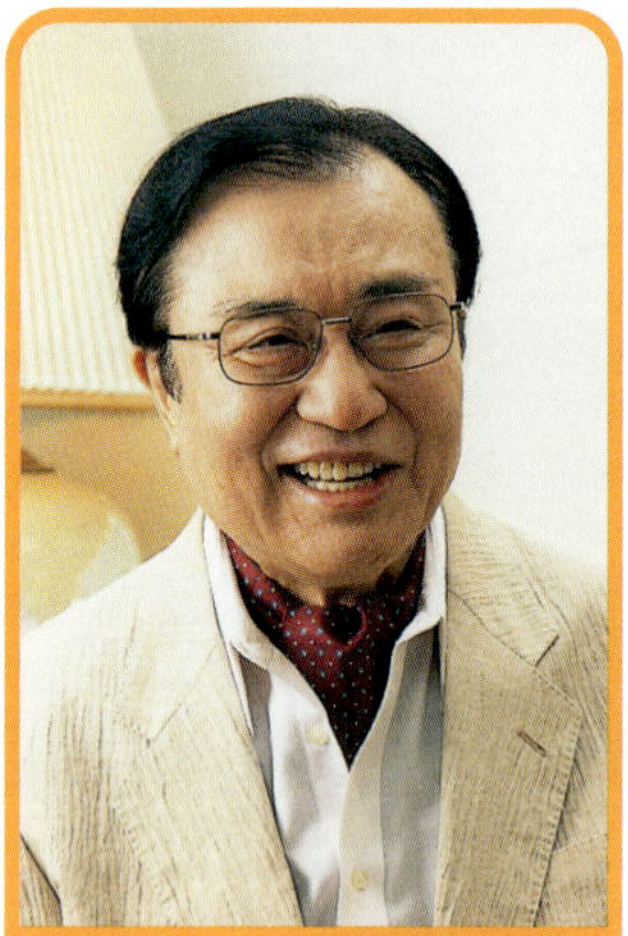

新谷弘実
米国アルバート・アインシュタイン医科大学外科教授

動物食をほどほどにして健康な体を取り戻そう！

病気をよせつけない、健康な体をつくる最大のポイントは、食生活を見直すことです。なぜなら、私たちの体をつくるすべての材料が、口から摂る食べ物や飲み物だからです。〝新谷式食事法〟のベースとなるのは、「自然の摂理に従って食べる」という考え。それは、素材の調理法でも、食品の選択でも共通します。

まず守らなければならないことは、できるだけ無農薬、有機栽培の植物食を多く摂り、動物食を控えめにすること。植物食が全体の85～90％、動物食が10～15％程度というのが理想的な配分なのです。

「えっ、肉と魚がそれしか食べられない

新谷式食事法　フードピラミッド

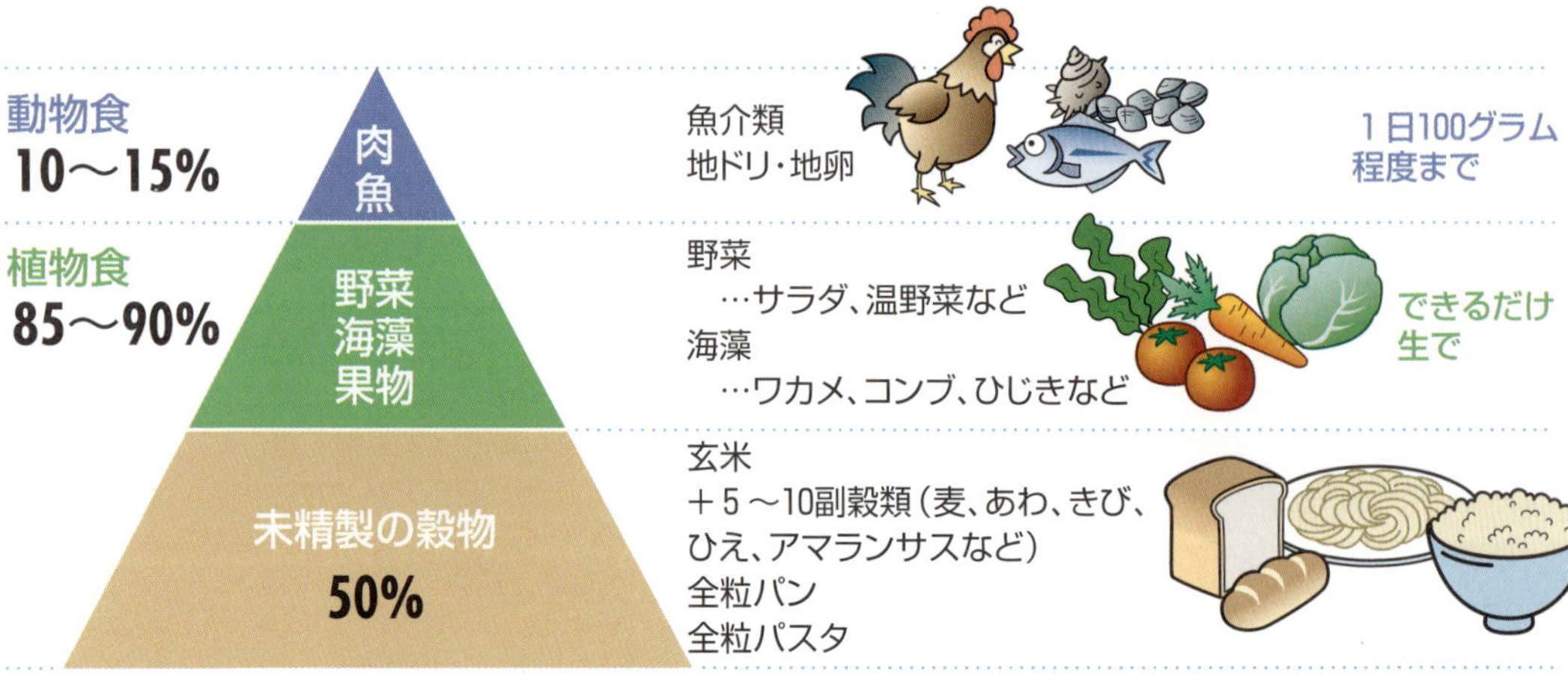

動物食30%以上の食事だと…

腸内環境が悪くなる	便秘、宿便、憩室
腸内腐敗が起こる	毒ガス、活性酸素の発生
体が酸性になる	細胞活動の衰え 血液の汚れ
肝・腎機能の低下	肝・腎機能障害
生活習慣病をまねく	ガン、心臓病など
老化の進行が早い	肌荒れ、シワなど

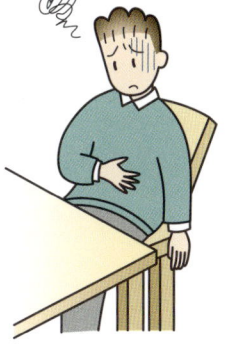

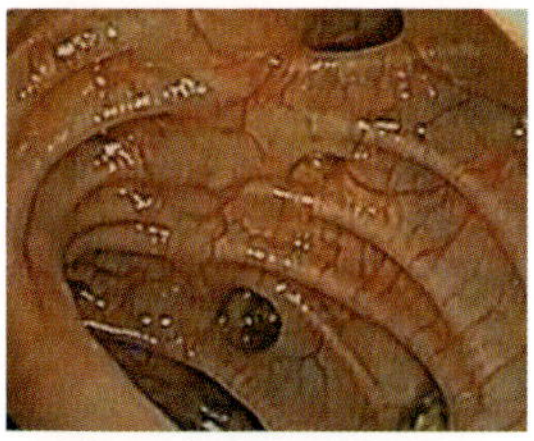
憩室

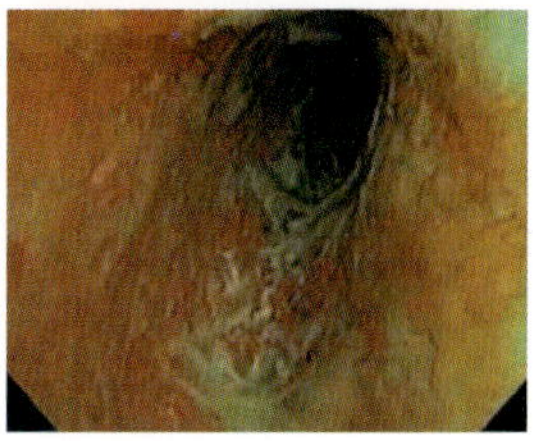
潰瘍性大腸炎

の？」「たんぱく質が足りないのでは？」と思う人もいるかもしれません。しかし、たんぱく質は野菜、果物、海藻類、穀物類に多量に入っています。しかもこれが、自然の摂理にかなった配分なのです。

ところが実際はどうかというと、現代の日本人は、動物食を30～50％以上摂っている人が少なくないのです。焼肉、ステーキ、ハンバーガーばかり食べていては、病気になるのも無理はありません。

肉食が多いと腸の中に悪玉菌が増え、それが病気につながってしまうのです。

基本は玄米菜食＋肉より魚 食べ方にも気を使おう！

植物食とは、主食となる未精製の穀物をはじめとして、野菜、海藻類、果物、種子・ナッツ類などです。

特に玄米と副穀類は、たんぱく質、炭水化物、脂肪、食物繊維、ビタミン、ミネラル、酵素をバランスよく含む食品ですから、毎日の主食を玄米に切り替えることをおすすめします。腸の中の善玉菌が喜ぶものを食べましょう。

また、動物食は、できるだけ魚介類を選んでください。

植物食にも、たんぱく質は豊富に含まれています。大豆製品である豆乳、豆乳ヨーグルト、豆乳チーズなどは肉類や乳製品と比べて栄養的に劣るものではありません。肉類は月に1～2回程度、鶏・卵なども、週に1～2回も摂れば、それで十分なのです。

植物食でも動物食でも、自然に近い状態で口に入れるのがいいでしょう。生野菜や新鮮な果物、魚介類なら刺身というように、生に近い状態で食べることで、食品のもつ有用な酵素類をムダなく摂り入れられるからです。

そしてもう一つ大事なのが、食べ方。以上のような食事内容を守っても、食べ方が間違っていたら、食品のもつ効果が体内で上手に利用されずに終わってしまいます。眠りにつく4～5時間前までには食べ終えること、30～70回程度は噛んで十分咀嚼《そしゃく》すること、そして、心身ともにリラックスした状態で食卓につき、楽しく食事することなどが重要です。

若々しく元気で長生きする秘訣は、胃腸をきれいに保つこと!

食事の摂り方次第で体はよくもなるし悪くもなり、それはまた、胃腸の状態にすぐ反映されます。胃や腸はみな同じではなく、一人ひとりまったく違う表情をもっています。胃相《いそう》や腸相《ちょうそう》（胃や腸の環境）を見れば、全身の健康状態を知ることができるのです。

善玉菌の多い胃や腸の胃相・腸相は、粘膜が柔らかく、全体的に均一なピンク色で、内部は滑らかで残留物もなく、きれいです。腸が長いのも特徴です。そして何より、胃相や腸相のきれいな人は、健康状態が良好なだけでなく、見た目に若々しく、肌の状態もよいのです。

一方、胃相・腸相の悪い人は、一見して色が汚く、表面の粘膜が滑らかではなくデコボコしていて、腸壁も固く、また狭くなったりしていて宿便がたまっていたりします。こうした胃腸の持ち主は、外見も老けて見え、かなりの確率で生活習慣病を発症しています。

よい腸相、悪い腸相

1

腸の内容物は食べ物と腸内細菌です。

2

血液の原料はすべて腸から吸収されたものです。

3

腸内がよい状態にあれば、質のよい血液がつくられ、細胞もイキイキしてきます。これが健康維持のキーポイントです。

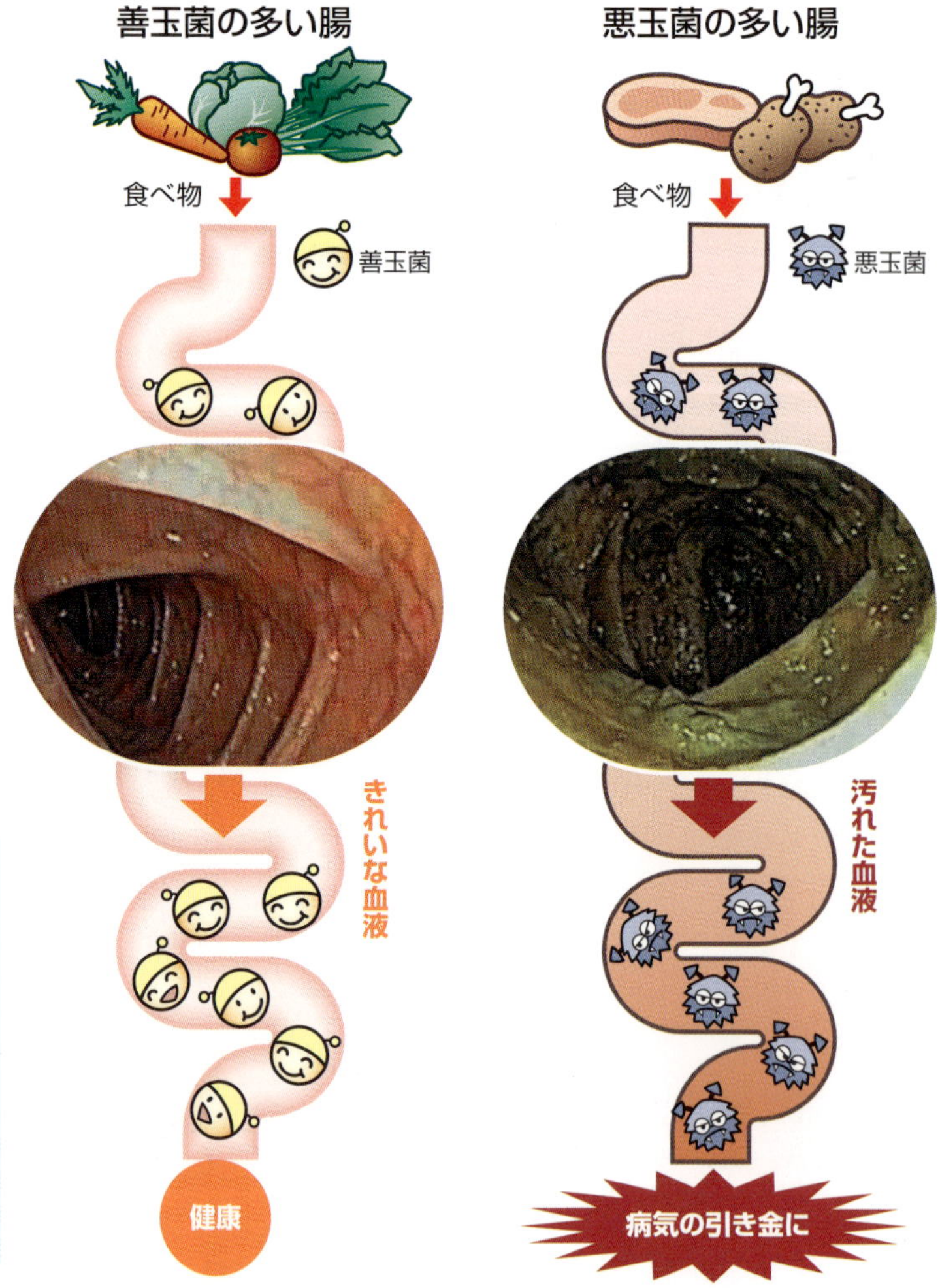

簡単 自分のおなかの悪玉菌チェック

あなたの、便やガスはにおいますか?
におうようなら、腸内環境はよい状態ではありません。悪玉菌がたくさんいるということです。善玉菌（乳酸菌）を増やして、すぐに腸内環境をリセットする努力をしましょう。

つまり、胃腸の状態はその人の健康状態を表すと同時に、老化のバロメーターにもなっています。胃や腸の環境をつくるのは、すべて食べ物や水と、それに正しい排泄です。なかでも特に、食生活の質が及ぼす影響は重大です。

健康な体づくりは、まず胃腸を整えることから

肉食中心で高たんぱく・高脂肪の食事が主だったかつてのアメリカ人の多くは、典型的な悪い腸相の持ち主でした。腸が固くて短く、内径も狭くて見通しが悪く、憩室《けいしつ》（腸の粘膜ひだにできるポケットのようなくぼみ）やポリープを多発していることが多かったのです。

ところが、この30年ほどの間に、日本でもこうした腸相をした人が多くなってきました。

その原因は、動物食の過多です。時期を同じくして、生活習慣病やガンによる死亡者数が増加していることからも、いかに体の健康状態と食生活が深く結びついているかわかるでしょう。

生活習慣病の多くは本人が気づかないうちに発症し、徐々に症状が悪化します。すでに30代あたりから胃相や腸相が悪い人は、特に注意が必要です。誰でも子どものときにはツルンときれいな胃腸だったはず。子どものようなきれいな胃相・腸相を長く保つことが、病気予防や長寿につながるのです。

もし、今すでに健康ではない、あるいは胃相・腸相が悪いとしても、食生活や生活習慣を見直して、いい相を取り戻しましょう。

★腸がきれいになる！　新谷式健康長寿法まとめ

・植物食は85～90%、動物食は10～15%程度（動物食はできるだけ魚介類を）。
・生野菜や新鮮な果物、刺身など、生に近い状態で食べる。
・30～70回程度は噛んで十分咀嚼する。
・夕食は、眠る４～５時間前までには食べ終える。
・積極的にサプリメントを活用する（ビタミン、ミネラル、酵素補給や腸内環境改善サプリメント）。
・よい水を毎日１～1.5リットル飲む。

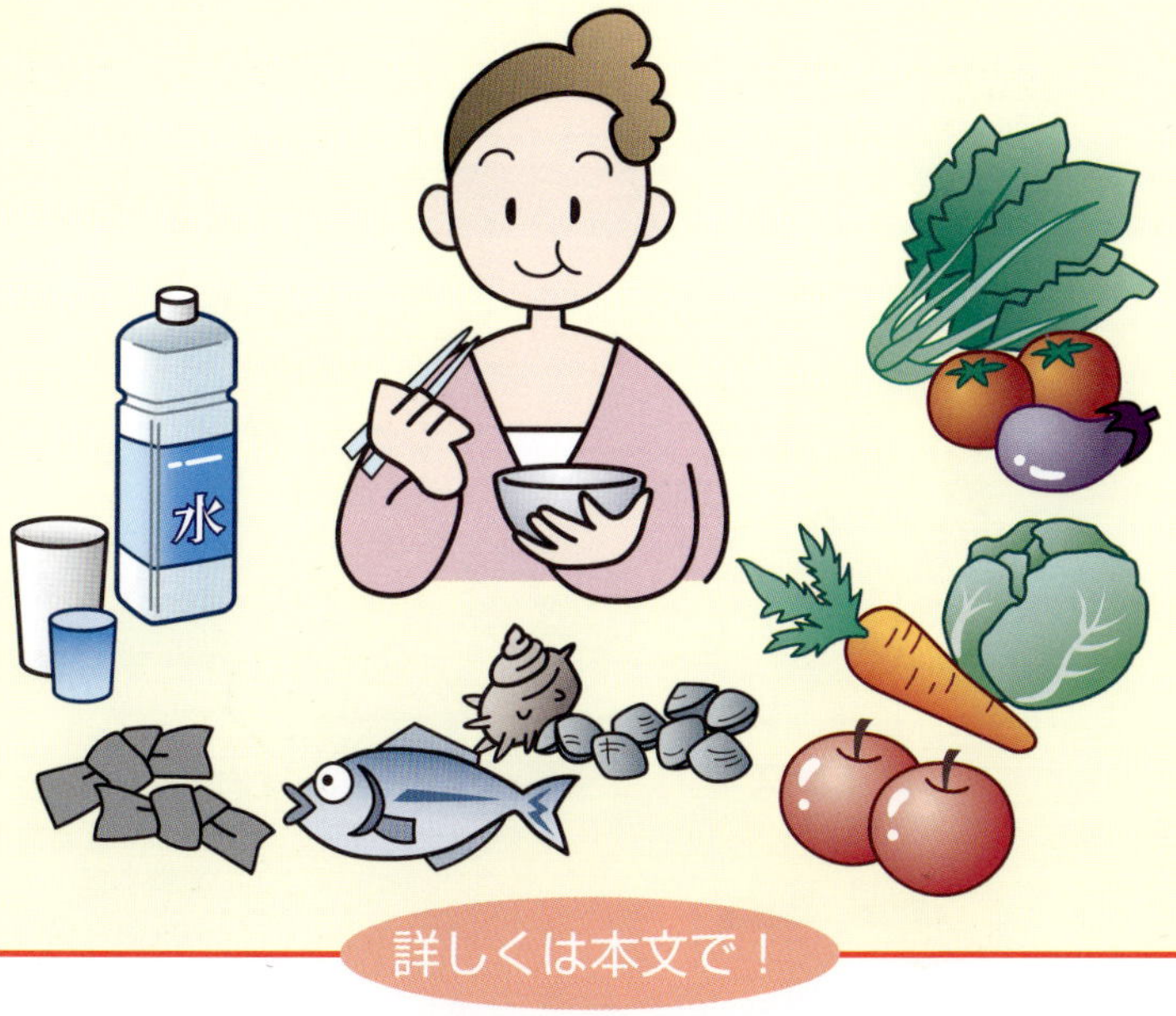

詳しくは本文で！

自律神経と免疫細胞の研究から生まれた

安保式免疫力向上健康法

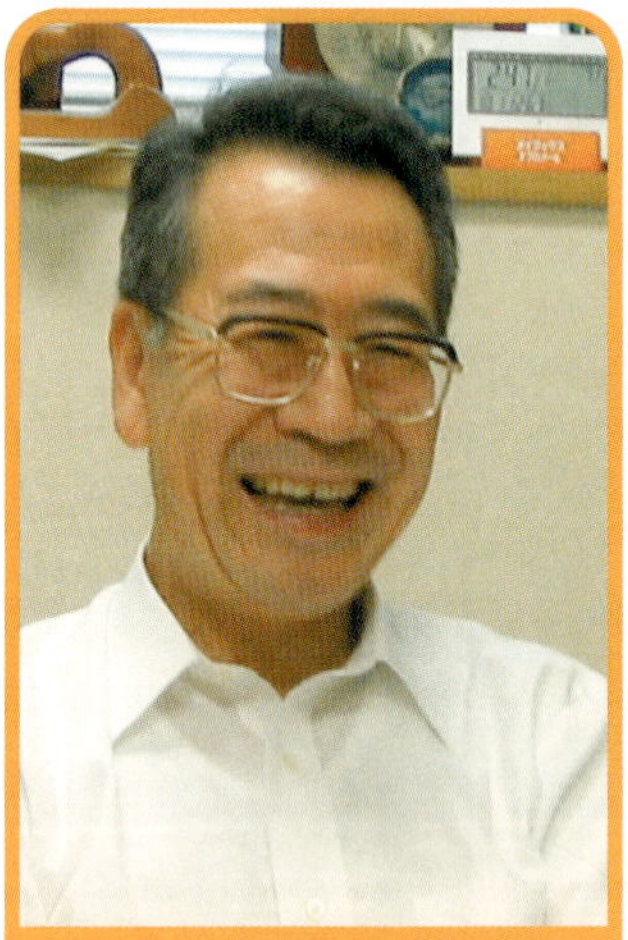

安保 徹
新潟大学大学院医学部教授

私たちは知らず知らずのうちに、自ら病気を呼び寄せている！

多忙な現代人の日常は緊張の連続で、無意識のうちにストレスが積み重なっています。

食べて飲んで仕事のイライラを解消、なんてこともあるかもしれませんが、それでは体が痛めつけられる一方です。現代人の多くが何かしらの体の不調を抱えながらすごしているのは、免疫力が低下しているため。免疫力の低下は、万病のモトなのです。

〝安保式健康法〟は、免疫力をアップさせることで健康な自分を取り戻そうというものです。薬に頼らず、体が発するサインを敏感に感じ取って、その原因を突

あなたはどのタイプ？

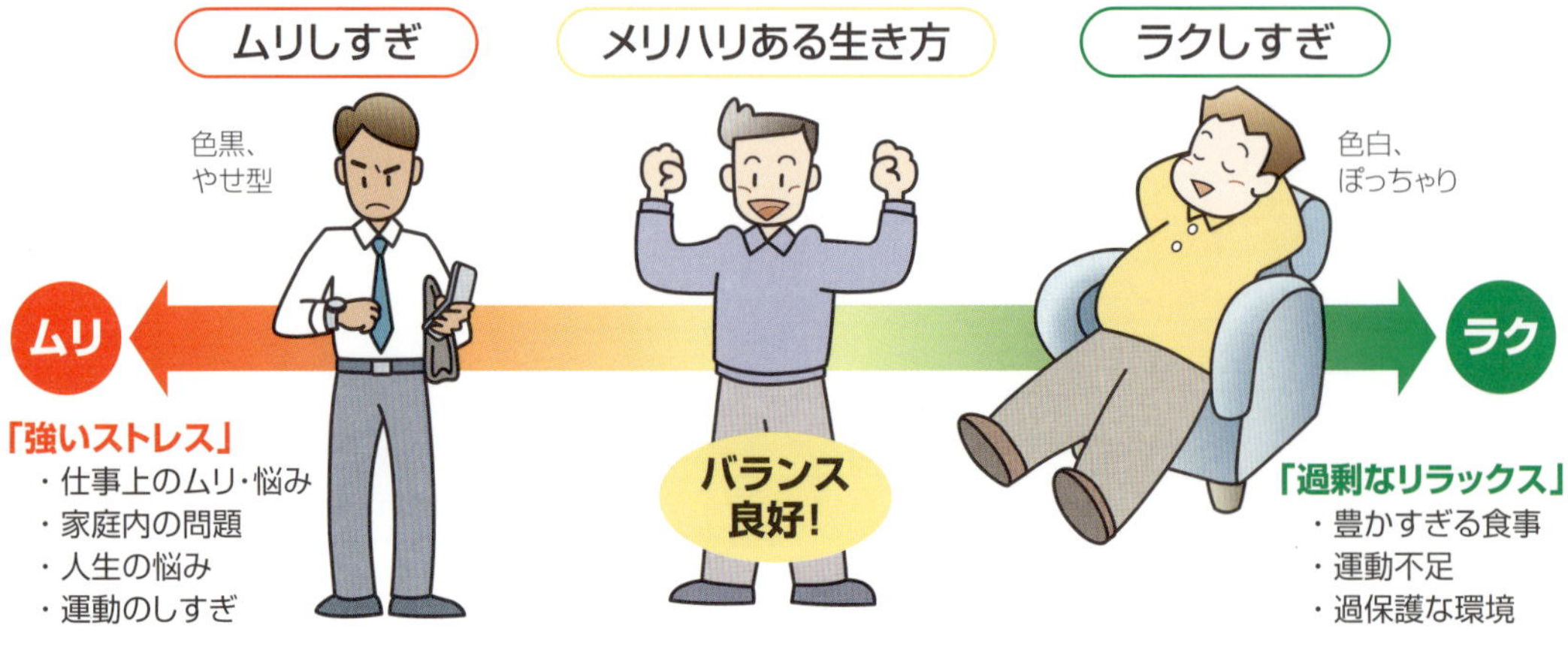
ムリしすぎ
メリハリある生き方
ラクしすぎ
色黒、
やせ型
色白、
ぽっちゃり
ムリ
ラク
バランス
良好！
「強いストレス」
・仕事上のムリ・悩み
・家庭内の問題
・人生の悩み
・運動のしすぎ
「過剰なリラックス」
・豊かすぎる食事
・運動不足
・過保護な環境

「ムリ」「ラク」のしすぎは自律神経が偏る

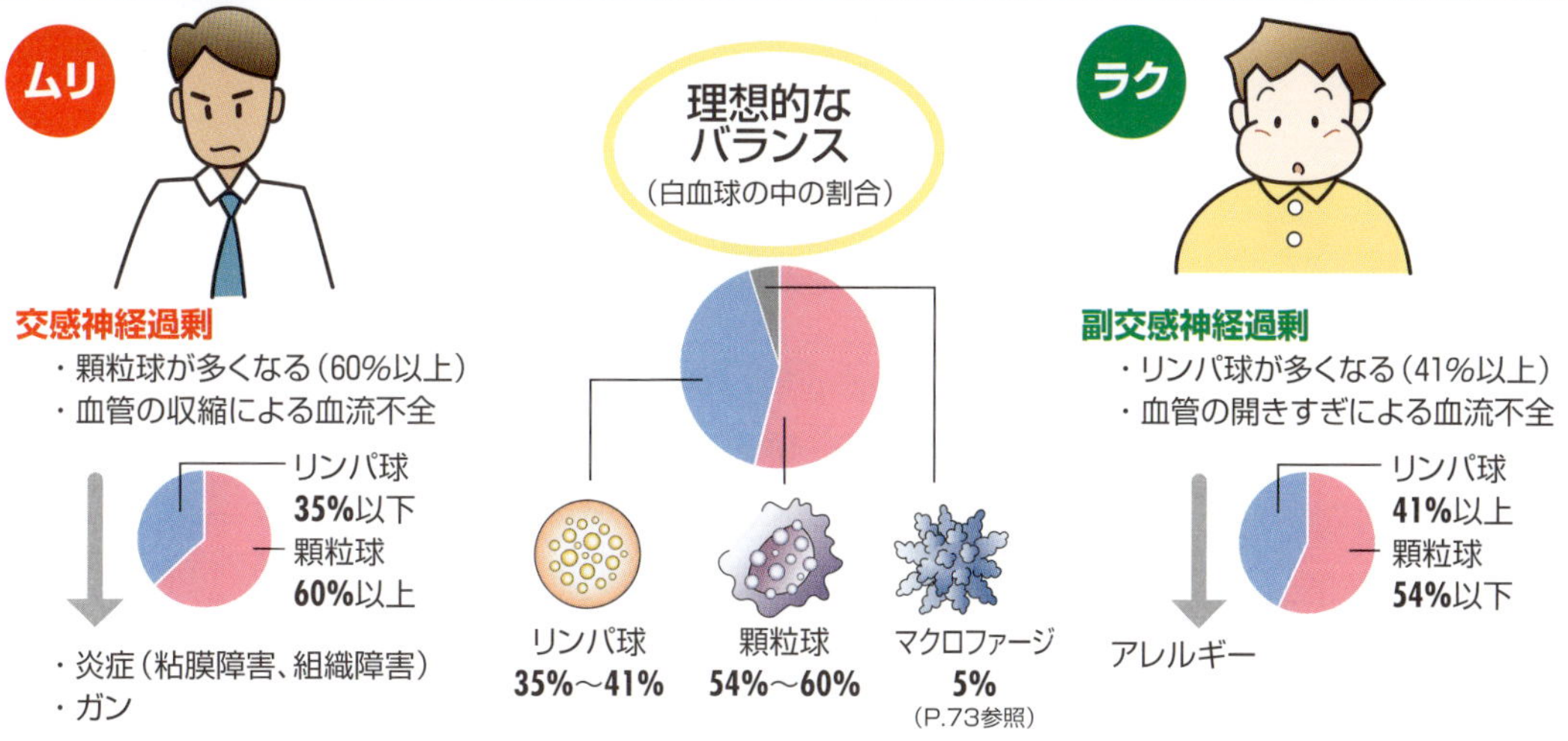

き止め回避に努める。そうすれば病気は寄りつかなくなるのです。ポイントは「生き方」と「食事法」、共通のキーワードは「バランス」です。

誰でも、行動にパターンやクセがあります。ついついムリしすぎる人、反対にダレ始めると際限がない人、フットワークの軽い人、どっしりと腰が重い人……。

食生活の偏り、よく噛まずに食べる、定期的に大酒飲み・大食いになるなど、悪い食事の習慣も無意識に身についているものです。まずは自分の生活パターンを、徹底的に見直してみましょう。

白血球が免疫システムの主役！
顆粒球とリンパ球のバランスに注目

ところで、自分の免疫力がどれくらいかなんてわかりませんね。そもそも、免疫力とは何を基準に測るのでしょう？

免疫力とは本来、ウイルスや病原体などの外敵から体を守るはたらきのこと。その能力をつかさどるのは、血液中の白血球です。白血球は3種類の細胞から成り、そのうち95%を占めるのが顆《か》粒《りゅう》球とリンパ球です。

それぞれ行動パターンが異なり、顆粒球は、侵入した細菌のところへ飛んでいき次々と処理する、即行動派。対するリンパ球はじっと待つ派。自分が動くのではなく、抗原を察知すると、その活動を抑える「抗体」をつくり出して異物を退治します。

「一度かかった病気は免疫ができるから再発しない」と思われがちですが、これはリンパ球の抗体反応が起きたときのみの話ということになります。

白血球中の両者の割合は常に変動しています。そして免疫力の状態は、この二つのバランスで保たれています。顆粒球が60%、リンパ球が35%ぐらいというのが健康な人の場合で、どちらが多すぎても少なすぎてもよくないのです。

自律神経のバランスで
白血球の状態は揺れ動く！

顆粒球とリンパ球の均衡は、非常に繊細なバランスの上に成り立っていて、それは自律神経のはたらきと深くかかわっています。白血球のシステムは、自律神経のメカニズムに支配されているのです。

　自律神経は、交感神経と副交感神経という、相反する方向に作用する神経から成り、健康な状態では、両者は互いに均衡を取り合っています。

　しかし、私たちが心配事やストレスを心に抱えていたり、ムリをしているときには、交感神経が緊張して優位になり、連動して顆粒球の数が増加します。反対にリンパ球が減るためにウイルスへの抵抗力が低下して、それがさまざまな病気を引き起こす原因となるのです。

　一方、心身ともにリラックスしている休息時には副交感神経が優位になり、白血球ではリンパ球の数が増加します。しかし、リンパ球が過剰になると、抗原に対して過剰反応するようになり、これがアレルギーやアトピーなどの発症につながるのです。

　ですから、病気になるのは、心や体へのムリがたたったときばかりではなく、ダラダラのんきにしすぎていても起こりうることといえるでしょう。

自律神経の2つの役割

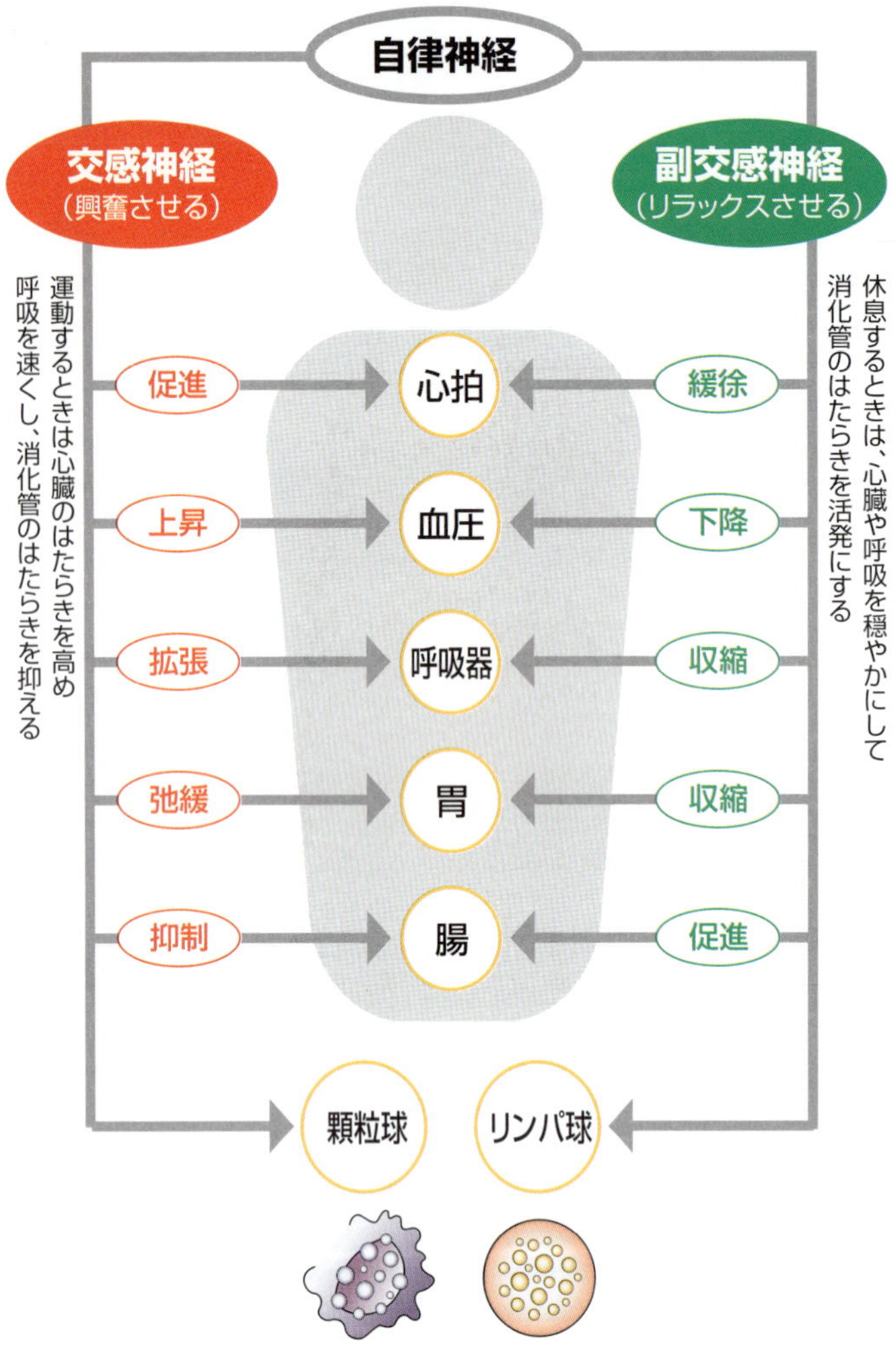

★免疫力を高める！ 安保式健康法まとめ

- 玄米菜食など、バランスのとれた食事を。
- 薬に頼らないようにする。
- 体の状態に敏感になる（緊張、ストレス、心配事、ムリしすぎ、怠け癖など）。
- リラックスする時間をつくる（適度な運動、体を温める、深呼吸、爪もみなど）。

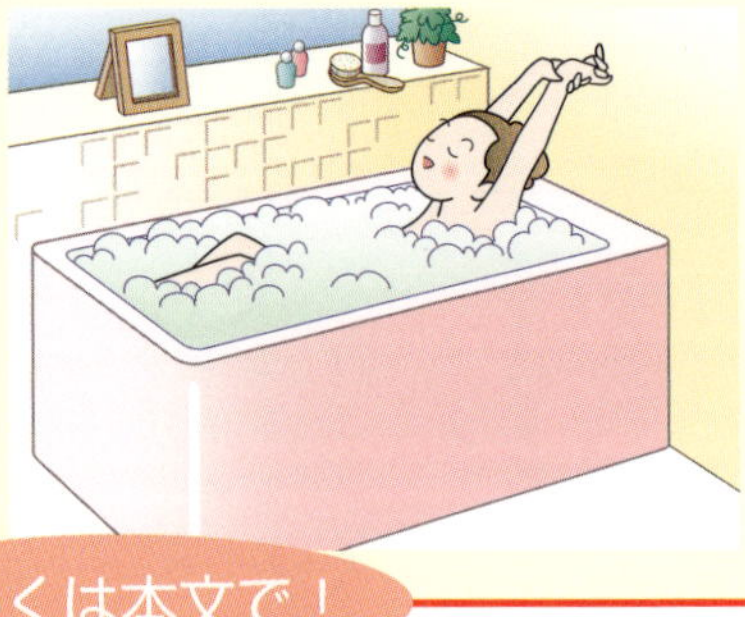

詳しくは本文で！

はじめに

私は約40年にわたって胃腸の内視鏡検査を行い、その臨床数は約35万例を超えますが、そのなかでたどり着いた結論は、「健康な人の胃腸は美しく、健康でない人の胃腸は汚れている」ということです。それほど、腸をきれいにしておくということは、健康維持に欠かせない条件なのです。

腸のはたらきが悪くなると腸内腐敗が起こり、発生した毒素は腸から吸収され、血液に乗って全身へと巡ります。放っておけば、ガンや生活習慣病などの深刻な病気も引き起こしかねません。ですから、腸のコンディションは、全身の健康状態を反映しているといっていいでしょう。

最近はウォーキングやヘルシー食品など、健康に気を使う人が増え、「健康ブーム」のようですが、それにもかかわらず、潰瘍《かいよう》性大腸炎、クローン病、膠原病、アレルギー疾患といった「自己免疫疾患」が増え続けています。こうした新しい病気が増えるのと合わせるかのように、日本人の腸内環境はどんどん悪化しています。

その原因は、現代人の誤った食生活と生活習慣にほかなりません。病気の原因のほとんどは、日頃の食生活や生活習慣のせいなのです。病院に行けば、悪いところを取ったりつらい症状を鎮《しず》めることはできても、根本的に治すことはできません。

最近の研究では、腸内細菌と免疫細胞のはたらきには、密接な相互関係があることが明らかになっています。

あなた自身の腸内環境を整えることが、健康長寿を実現するカギなのです。本書を通じて、よい胃腸を取り戻していただければ幸いです。

新谷弘実

目次

PART 2
健康を実現するカギは腸にある！

PART 3
腸の強い味方、乳酸菌とは？

編集協力●株式会社蒼陽社
カバーデザイン・本文デザイン●株式会社グラフト／風間正江・廣岡由香
図版制作●株式会社グラフト
本文イラスト●平沢真由美
ＤＴＰ制作●株式会社グラフト

PART 1

あなたの健康は自分次第！

病気になるか、健康でいるか……実はそれは、あなた自身で選べるのです。

病気をしない体づくりで必要なポイントは、
①正しい生活習慣
②よい水と食事
③適度な運動と正しい呼吸法
④心の充実（幸福感、プラス思考）
⑤笑いのある生活
⑥バランスのとれた食生活
⑦サプリメントや健康食品
⑧薬に頼らない
⑨生活習慣を見直す
⑩リラックスする時間をつくる

PART 1では、理想的な食事法や、毎日簡単にできる健康的な暮らし方、病気や老化を遠ざけるための強い味方・エンザイムを増やす方法などを紹介。あなた自身が健康でいられるための、具体的で今すぐ実践できるアドバイスが満載です！

新谷弘実

あなたの健康はあなた自身の心がけで決まる!

食事・水・適度な運動で腸内環境を整え、病気をしない体を手に入れて健康長寿を実現しよう

病気になるのは自分のせい?

人の顔は十人十色、同じ顔の人はまずいません。一説には、世界中に自分と同じ顔の人が三人いるともいいますが、それが真実だとしてもせいぜいその程度でしょう。

顔つきや体格に一人ひとりの特徴や個性があるように、腸内にもそれぞれ表情があるのです。約40年にわたり、アメリカと日本で35万人を超える胃腸内視鏡検査を続けてきた私の経験によると、人の胃や腸には、人相や手相ならぬ「胃相」や「腸相」があります。健康状態や生活習慣、年齢などが、胃相や腸相には如実に現れるのです。

同じ年齢の人でも、子どものようなきれいな腸もあれば、固くて短く老化した腸もあります。どうしてそんな違いが出てくるのでしょう?

腸相のきれいな人は、腸の状態だけでなく、全身の健康状態がよく、反対に汚い腸相をしている人は、大腸ポリープや大腸ガンなどの疾患が腸内に見られ、たいてい高血圧、糖尿病、動脈硬化、高脂血症などの生活習慣病を抱えていることがわかりました。

そこからたどり着いた結論は、**健康状態と加齢の速度は、腸相（腸内環境）や腸内細菌の状態と強い相関がある**ということです。

さらに、私たちの体に現れるさまざまな病気は、す

べて口から入った食べ物や水と関係がある、つまり、**正しい食事法と生活習慣を続けていれば、病気にはほとんどならない**ということです。

病気の人は、自分でなるべくしてなっているといっても過言ではありません。病気を呼び寄せているのはほかでもない自分自身なのですから、これを裏返して考えれば、正しい知識と意識の持ち方次第で病気は避けることができる、自らコントロールできるということです。

ですから私は、生活習慣病のことを**「自己管理欠陥病」**とも呼んでいます。

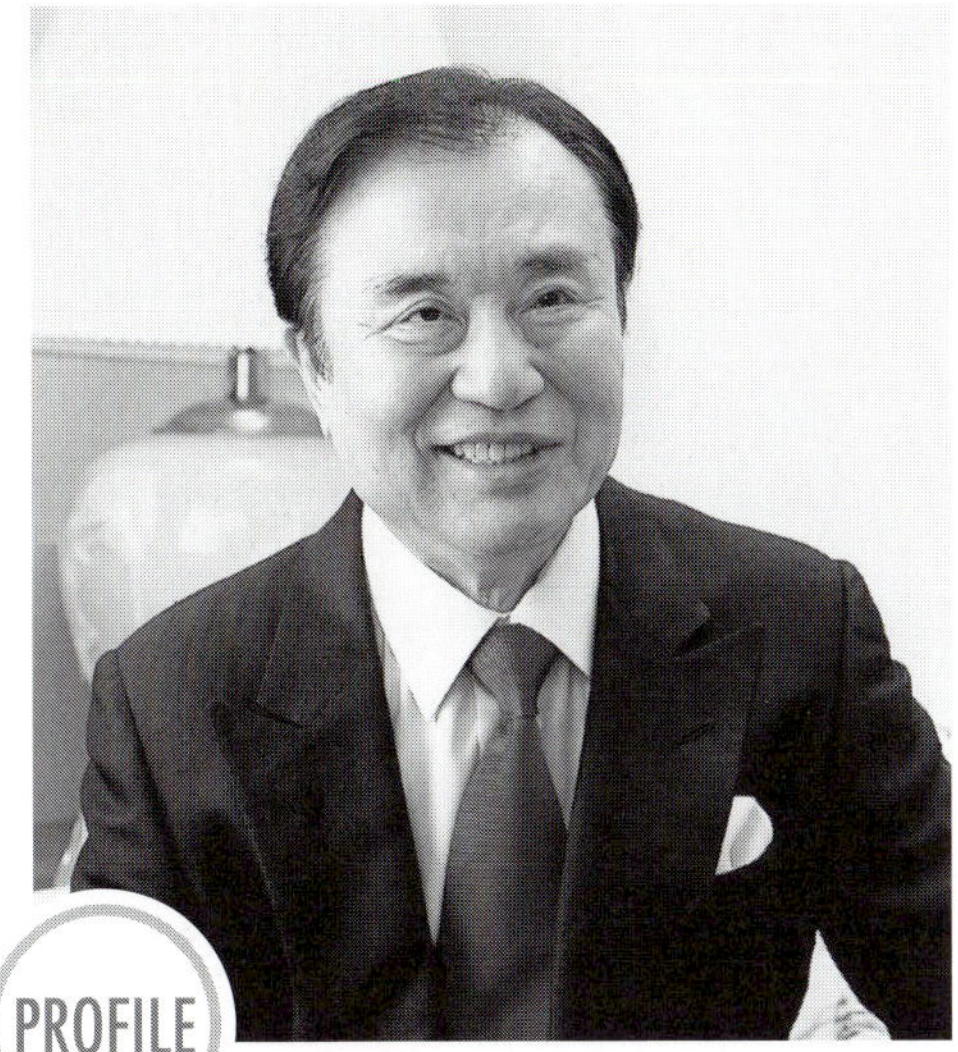

PROFILE

新谷弘実（しんや・ひろみ）

大腸内視鏡によるポリープ切除術を世界で初めて開発したパイオニア。過去約40年間に日本とアメリカで数多くの胃腸内視鏡検査、ポリープ切除を1例の合併症なく成功させている。

アメリカ大統領の相談役も務めたことのある、世界的権威として活躍。

米国アルバート・アインシュタイン医科大学外科教授、ベス・イスラエル病院内視鏡センター所長、前田病院顧問、半蔵門胃腸クリニック顧問。

著書に『胃腸は語る』『健康の結論』『病気にならない生き方』など。

たとえ腸相が悪い・汚いと診断されたとしても、**自分で改善できる**のです。

悪い腸内環境が病気を招く

とはいえ、毎朝鏡で肌の調子を確認するのと同じように、自分の腸内をチェックできるわけではありません。もちろん、一番確実なのは、病院で内視鏡検査を受けることです。しかし、**①腹部の圧痛・しこりの有無、②便の性状・におい、③おならの多少・におい、④血便・粘液便の有無**などが腸相のよし悪しを知る目安になりますから、それらに注意することで、ある程度は自分で判断することができるでしょう。

「おならや便がクサイのは当然」などと開き直ってはいけません。便秘や宿便などと呼ばれる停滞便は、腸内で大量の**悪臭ガス**を発生させるもとです。そのガスの成分は、**硫化水素、アンモニア、インドール、スカトール、フェノール、一酸化炭素、メタン**など、なんと火山から噴出するガスと同種のもの。三宅島の噴火で住民のみなさんが避難しなければならない原因となった有毒ガスと、実は同じものなのです。

そんなものをおなかの中にため込んでいて、平気なはずはありません。「便秘ぐらいで死ぬわけじゃなし」

と楽観している人も多いですが、**悪い腸内環境は連鎖的に体のあちこちに悪影響を及ぼします**。放置しておくのは非常に危険なのです。

便秘はこうして解消しましょう

便秘を解消するには、正しい食生活や生活習慣を続けることがまず何よりですが、忙しさに追われ、徹底できない人も多いでしょう。

しかし、腸内にたまった便は、大量の有毒なガスや活性酸素を発生させ、全身の免疫力や抵抗力の低下を引き起こしますから、早く排出しなくてはいけません。

そんなときは、乳酸菌生成エキスやミネラル塩などを配合したコーヒー・エネマが有効です。コーヒー・エネマとは、薄いコーヒー液を肛門から注入して、腸内の毒素や老廃物が含まれる便やガスを洗い出す腸洗浄のことです。

コーヒーに含まれる約27種類の化学物質は、口から飲むと小腸に生息する善玉菌に害を及ぼしますが、肛門から入れると、逆に大腸の悪玉菌を減少させる効果があるのです。また、コーヒーに含まれる種々の成分が大腸を刺激し、肝臓の毛細血管や毛細胆管を広げ、肝臓内で血液中の毒素の排出を促すのです。

コーヒー・エネマの歴史は古く、約80年前にマックス・ゲルソン博士が開発しました。

まだ経験したことがない方は、「できるのかな？」と思うかもしれませんが、想像するよりずっと簡単で、すっきりしたものなのです。

まず、体温と同じか少し低い35～36℃ぐらいのエネマ液を（全部で約１０００cc）、トイレのフックなどにかけます。床にひざを立て、ひじを突いて前傾姿勢をとったら、挿入チューブを肛門に挿し込み、液を入れます。注入にかかる時間は約2、3分ほどです（途中で便意を催したら、一時的に液をとめてもいいですし、チューブを抜いて排泄してもかまいません）。注入し終えたらトイレに座り、排泄します。

朝食または夕食後、約1～2時間たってから行うのがいいでしょう。エネマをしなくても毎日自力で排便していると思っていても、腸のひだなどに停滞便が残っている場合もあります。特に排便後にガスの排泄が多い人は、腸の中で便秘をしている状態と同じだと考えてよいでしょう。

コーヒー・エネマは、体によい結果を生む習慣で、悪い習慣ではありません。「毎日やると習慣性になってしまい、やめると排便できなくなるのでは」という懸念もないのです。

便秘解消！　コーヒー・エネマ

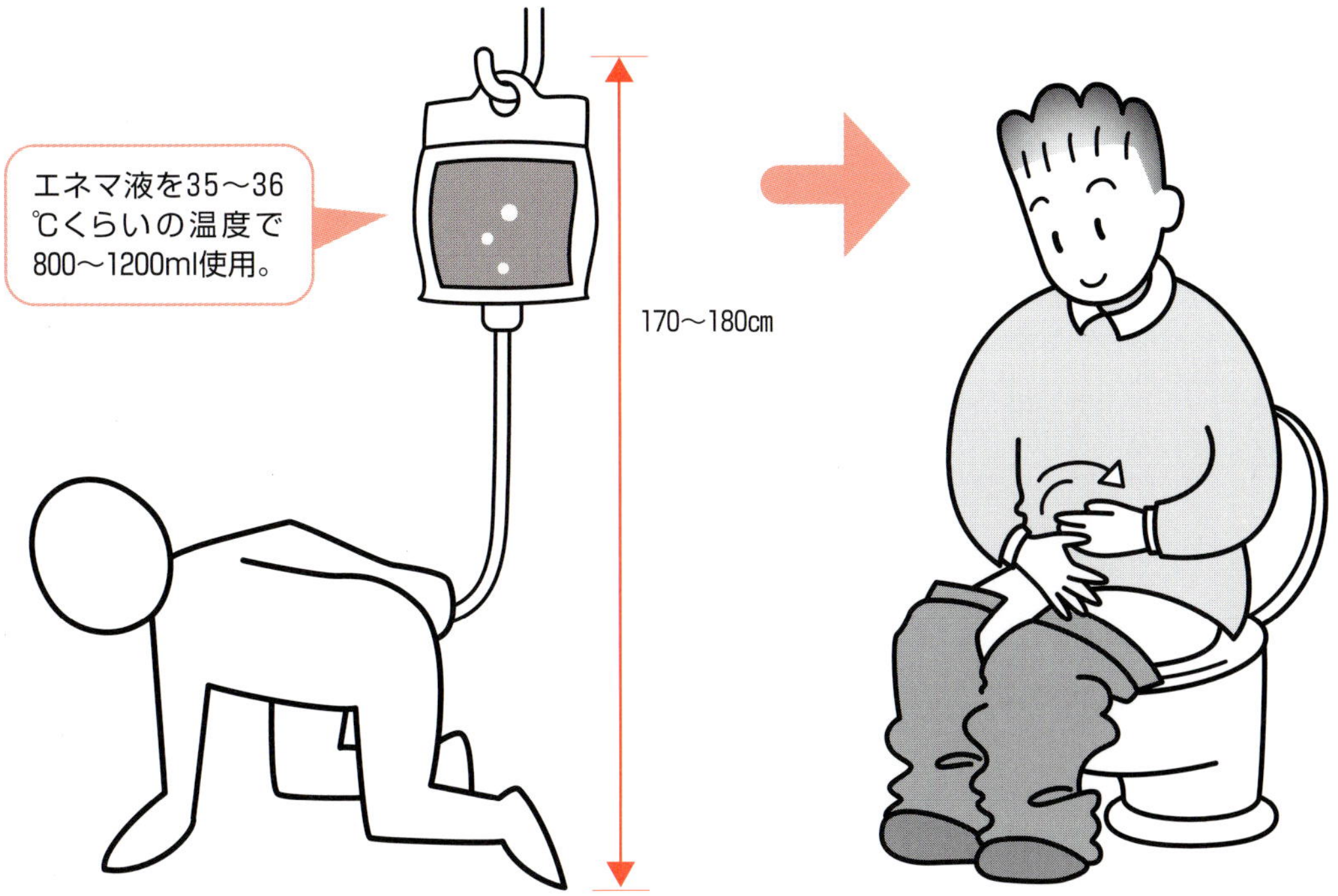

チューブの先端を肛門内に
3～4㎝ほど入れる。

トイレに座っておなかを時計
回りにゆっくりマッサージ

毎日1、2回ずつエネマをしていても、正常な腸の動きがあれば、エネマをやめても24～36時間で自然の排便があるはずです。エネマを続けている人の腸相は確実に改善されます。

ビタミン、ミネラル、その他の栄養分は小腸で吸収されるので、コーヒー・エネマによって大腸から奪われることはありません。このような方法などで腸をきれいにしてからサプリメントを摂取すれば、その効果も上がるでしょう。

病気をしない食事の秘密は歯並びにあった！

病気をしないためには、どのような食事をすればいいのでしょう。基本は、「**自然のものをできるだけ自然のままのかたちで、自然の摂理にかなった配分に則《のっと》って食べる**」という考え方です。できることなら、**自分の生まれ育ったのと同じ土壌から実った作物**ならばいうことはありません。

「自然の摂理」という観点から、ヒントを与えてくれるのが「歯並び」です。

成人の歯の本数は、親知らずを含めると32本。形状と用途によって、臼歯・門歯・犬歯の3種類に分けられます。臼歯は穀物や豆、門歯は野菜や果物、犬歯は肉や魚などの動物食を食べるのに適しています。そしてその内訳は、**臼歯が20本、門歯が8本、犬歯が4本**で、つまり**5：2：1**の割合です。このことは、以前から心ある栄養学者によっていわれてきたことです。

　これが自然の摂理だとしたら、この比率はそのまま、体に摂り入れる各食物の割合になるのです。つまり、**穀物・豆類を5、野菜・果物を2、魚介類などの動物食を1の割合で食べる**のが、理想の食べ方ということです。

　はじめの二つを植物食というくくりで考えれば、**植物食7**（＝5＋2）に対し、**動物食が1**、パーセンテージでいえば前者が85～90％、後者が10～15％といったところでしょう。

　私の臨床経験のなかで、多くの患者さんの食歴の臨床データから導き出された適正な食事配分でも、**植物食が85～90％**という結論に達しています。

　ちなみに、人間と99％同じ遺伝子をもつチンパンジーは、果物を約50％、葉・草・根菜類などの植物を約45％摂っています。つまり95％が植物食ということです。動物食は残りのわずか4～5％ほどで、アリなどの昆虫のみを摂っています。

　遺伝子構造がほぼ同じというだけあって、私が胃腸内視鏡をした経験からいいますと、胃腸の構造も人と

歯並びと食物の関係

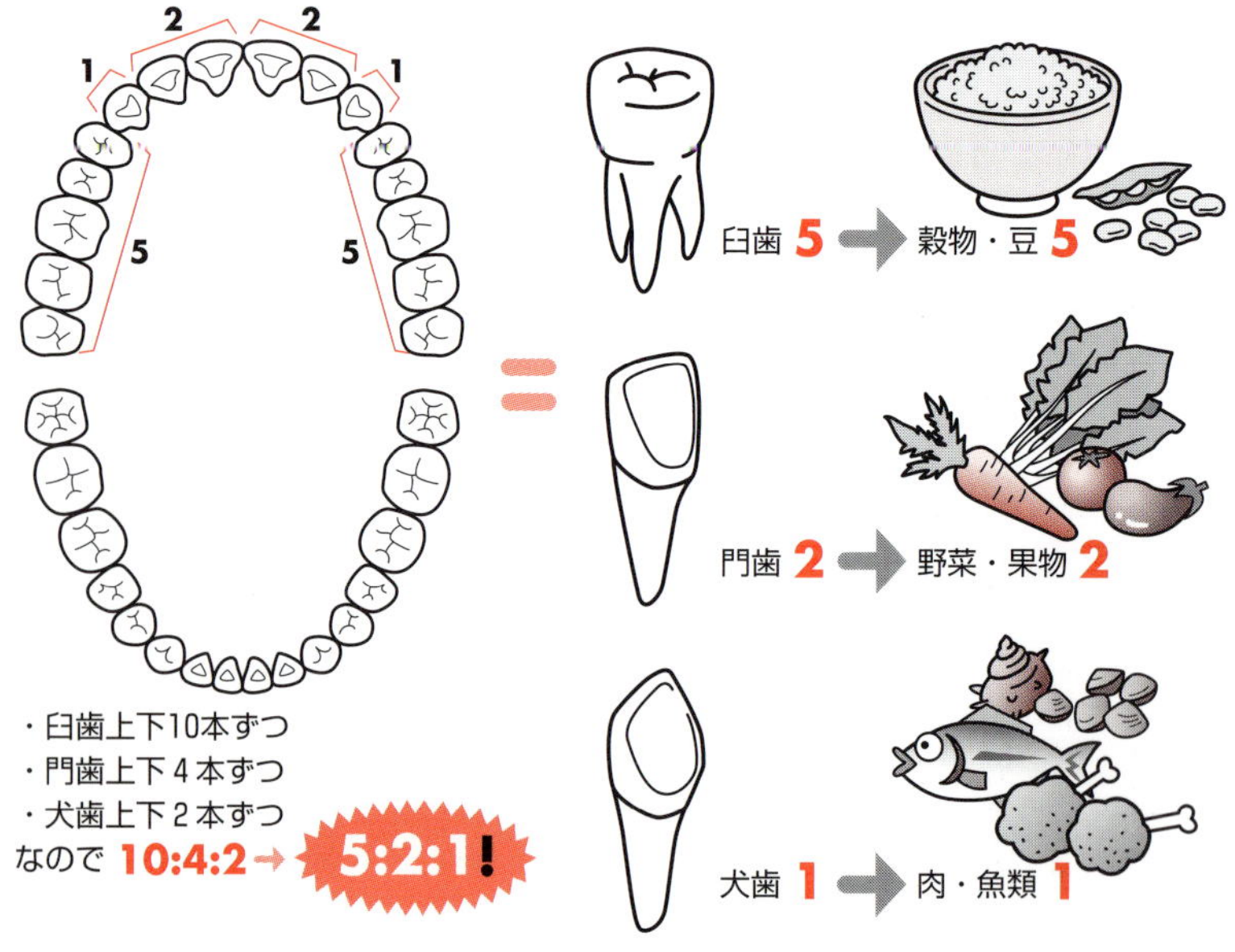

そっくり。人間の理想的な食事配分は、チンパンジーのそれと比較的近い数字で、自然の摂理にかなった食事という根拠の裏づけになります。

酵素を味方につけよう

もちろん、植物食・動物食の割合だけ守ればいいというものではなく、病気や老化を遠ざけるには、積極的に食べたほうがいい食品と、控えたほうがいい食品があります。ここでも「自然のものをそのままに」という考えは同じです。

繰り返しますが、**できるだけ新鮮な、生に近い食物が望ましい**のです。というのも、食物に含まれている**酵素（エンザイム）**は熱に弱く、48～115℃の熱で死んでしまうのです。それではせっかく食物がもっている私たちの体に有用な酵素を、効率的に摂ることができません。

酵素のほかにも**ファイトケミカル、食物繊維、ビタミンやミネラルなどの補酵素**（酵素の役割を助ける作用をもつ）など、植物食には私たちの体に有用な成分が豊富に含まれています。そして、それらは互いに作用しあうことで、相乗効果を発揮します。

特にファイトケミカルは、予防医学の分野で大きく注目されている、植物がもつ化学物質で、植物の香り・味・色素などの成分です。生命維持に不可欠な栄養素としてはまだ認められていないものの、これまでに一万種類以上の成分が、ファイトケミカルとして発見されています。

代表的なのはワインに含まれる**ポリフェノール**。抗酸化作用をもつポリフェノール・フラボノイド群には、**カテキン、イソフラボン、アントシアニン**などが属します。

ほかに、**カロチンやリコペン**などの**カルチノイド**、解毒・殺菌作用がありガンや動脈硬化の予防に効果があるという**イオウ化合物**、ガン予防効果のある**テルペン類**、きのこに含まれて免疫系の細胞を活性化させる**β《ベータ》―グルカン**などがあります。

ファイトケミカルの主なはたらきは、**①フリーラジカル（活性酸素）の除去、②傷ついた細胞（遺伝子）の修復、③ガン細胞の増殖阻止、④感染に対する抵抗力アップ、⑤免疫力の向上、⑥記憶力・集中力の回復、⑦老化防止・若返り**など、どれも私たちが元気で長生きするために必要なものばかり。

私たちの体内で有効にはたらいてくれる成分をもつ、こうした食物を積極的に選び、その効用をできるだけ活かせる調理法、食べ方で食べることが大切です。

体がサビなければ若くて健康に

酵素やファイトケミカルは、体内に発生した活性酸素フリーラジカルの解毒に威力を発揮します。

りんごでも米でも、皮をむいたら食物は酸化します。酸化とはつまりサビること。**サビたものを食べれば、当然体の中がサビてきます**。この酸化現象は、老化、ガン、生活習慣病の強力な引き金です。活性酸素は過剰になると、細胞や組織を酸化してサビつかせます。

特に**活性酸素発生の原因**として最近問題になっているのが、**過酸化脂質・トランス脂肪酸**です。穀物、種子、ナッツ、果物、野菜、魚など、自然の素材に含まれる油脂類はシス型といって、むしろ積極的に摂るべき成分です。一方、高圧・高温下でそれらを化学的に溶解、抽出した油は、トランス脂肪酸という成分に変化してしまいます。この油がトランス型で、心臓・血管など、体のすべての器官に有害となるのです。

マヨネーズ、サラダドレッシング、マーガリン、生クリーム、インスタントラーメン、てんぷら、揚げ物、ポテトチップス、植物油使用のお菓子、古くなった干肉や干魚、市販の牛乳（均等化・消毒したもの）などが、過酸化脂質・トランス脂肪酸を含みやすい食品として挙げられます。

ちなみに、日本国内で使用されている食品添加物は、おおよそ指定（合成）添加物３６０種類、既存（天然）添加物が４５０種類の、計８１０種類です。この数は世界一。アメリカでは１４０種類、イギリスにいたっては14種類に抑えられているにもかかわらず、です。

ほかにも、活性酸素を発生する要因の代表的なものとしては、ストレス、電磁波、紫外線、薬品、タバコ、アルコールなどがあります。

何をどのように食べればよいのか

英語で“You are what you eat”ということわざがあります。**「あなたという人を形づくっているのは、口から摂る食べ物以外の何物でもない」**という意味です。

ところが「食生活を改めなさい」というと、食事の内容しか考えない人がいます。しかし、**理想的な食事を、「いつ」、「どのように」食べるか、「肉体的・精神的な状態はどうか」についてまで合わせて考えなければ、本当は意味がない**のです。

たとえば、食事の内容がよくても、夜遅くに食べてすぐ寝るというのはいけません。**眠りにつく4〜5時間前には食べ終わって**いないと、夜の間に、膵《すい》臓から

ファイトケミカルの機能

1　ポリフェノール（抗酸化作用）
フラボノイド群（数千種類）
緑茶（カテキン）、玉ねぎ（ケルセチン）、大豆（イソフラボン）、りんご（ケンペロール）、ゴマ（リグナン）、ブルーベリー（アントシアニン）

2　カルチノイド
（緑黄色野菜・海藻の色素成分）
海藻類（フコキサンチン）、にんじん・さつまいも（β-カロチン）、トマト・すいか（リコペン）、緑黄色野菜（α-カロチン）
かんきつ系（β-クリプトキサンチン）

3　イオウ化合物
（ガン、動脈硬化予防、肝解毒作用）
にんにく、ねぎ、大根、わさび、からしなど
ブロッコリー、スプラウト（スルフォラファン）

4　テルペン類（ガン予防）
ハーブやかんきつ系の香りや苦味
アロマテラピーの精油

5　β-グルカン（免疫系の細胞の活性化）
きのこ類

↓

ガンの予防、免疫力を高める、老化防止、若返りなどに効果的

出たインシュリンがたんぱく質も炭水化物もみな脂肪に変えてしまうため、肥満につながります。**夕方六時頃に夕食を摂ったら、そのあとはいっさい食べない**というのが理想的でしょう。

もし食べるとしたら、少量の果物が、ほかの加工した食品よりも食物酵素も含まれており消化がよく、翌日に胃の症状が起こることも少ないでしょう。

また、食べ物を噛む回数が極端に少ないのも問題です。観察していると、最近の人はやわらかいものなら5、6回も噛めば飲み込んでしまいます。

しかし、ろくに咀嚼《そしゃく》されずに食道を通過した食べ物が、胃や小腸だけで十分に消化されるはずはなく、大腸に大部分の食べ物が消化されないまま入ってくることは明らかです。特に動物食の不消化物は大腸内で腐敗発酵を起こし、腸内環境を悪化させます。

やはり、**30～70回ぐらいは噛む**クセをつけてください。慣れてくればいちいち数えなくても感覚でわかってきますし、何よりたくさん噛んだほうがおいしくなります。自然とやせて、体調もよくなるでしょう。

食習慣は、健康状態にストレートに反映されます。食べたらすぐ寝る、ドカ食い、水で流し込むなどといった食べ方では肌荒れをはじめ、種々の病気の原因となり、老化を進めます。

さらに、食事とならぶ健康のカギといえるのが**水の摂り方**です。

人間の体の、実に約60〜70%は水分。そして、そのうちの75%は、全身の60兆個の細胞の中にあります。ですから、細胞をみずみずしくイキイキさせておくには、よい水を十分に摂る必要があります。

また、水は体内の重要な流れをつくりますから、血液・リンパの流れ、胃腸内の流れ、尿の流れをスムーズにするうえでも大きな役割をもっています。

新鮮で良質な水を飲むことで、新陳代謝が促され、老廃物や毒素をすばやく体外に排出できます。水が十分に行き届かず、体内が慢性脱水のような状態になると、60兆の体内細胞に酸素や栄養がいきわたらず、肌荒れ、シミ、シワにはじまり、病気や老化の原因となってきます。

摂取すべき水の量は、気候の差や体格・年齢などで個人差はありますが、**一日あたり1000〜1500cc**が目安となります。これを**毎食30〜60分前に、350〜500ccくらいずつに分けて飲む**のが基本です。植物に、規則的に水をやれば元気で長もちするのと一緒です。夏場や運動時は、2000〜5000cc程度に増やす必要もあるでしょう。

また、床に就く前の約2時間や、夜中にはできるだけ飲まないでください。体を横にしているため、食道内に逆流を起こしやすくなり、気管の中に吸い込んで気管支炎や肺炎を起こしたり、のどを刺激したりする症状が起きます。

人間ドックの結果 —年代別比較—

なんらかの異常（「生活改善し経過観察を要す」「医療を要す」「二次精査を要す」）がある人が占める割合の推移。

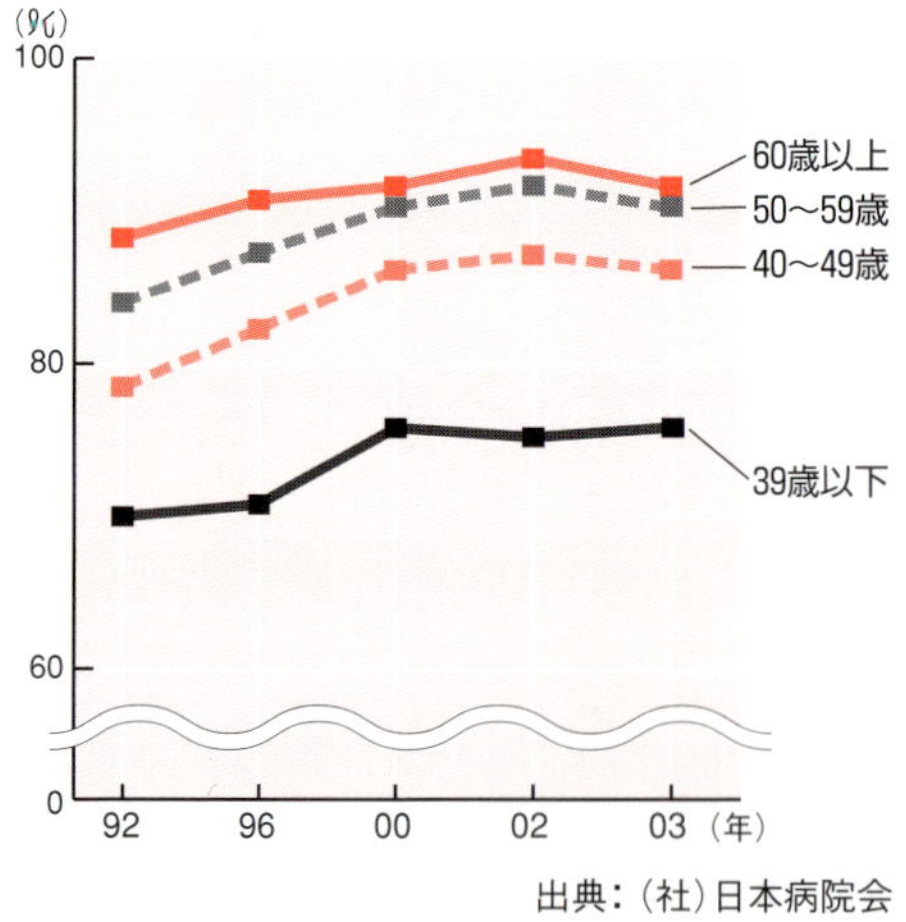

出典：（社）日本病院会

病気をしない体づくりとは

最近の人間ドックの結果をまとめた調査によると、**なんらかの異常があると診断された人が、40代ですでに87%以上**。しかもこの数字は、年齢が上がるにつれてさらに上昇しています。

また、日本人の死亡原因の調査では、全体の3分の

1はガン、3分の1は心臓や血管等の病気です。不慮の事故や老衰で亡くなっている人は、全体の1割にも満たないのです。

いいかえれば、残りの9割は、食べ物や生活習慣などの改善によって避けることができる、つまり自分で予防できるはずではないかといえます。

世界一の平均寿命を誇る日本。それは単に新生児の死亡率が非常に少ないということで、元気な長寿者が多いということを反映しているわけではないのです。実際には病院に入院していたり、寝たきりだったり、介護が必要な状態だったりと、大半がなんらかの病気を抱えているのが実態です。

人間ドック項目別異常者割合（2003年）

検査項目	割合
肝機能障害	24.7%（男30.2%　女15.5%）
高コレステロール	23.9%（男23.7%　女24.3%）
肥満	20.3%（男23.2%　女15.4%）
高血圧	14.0%（男16.1%　女10.3%）
高中性脂肪	12.9%（男16.6%　女6.7%）
耐糖能異常	11.8%（男14.8%　女6.7%）

（社）日本病院会「人間ドックガイドライン」参考

だからこそ、自分自身で病気にならない生き方をしっかり学ばなければなりません。病気を寄せつけない体づくりをするためには、

①よい腸相を保つ
②抗酸化物質の豊富な食事を摂る
③活性酸素・過酸化脂質を抑える生活を心がける
④正しい食事法やライフスタイルの知識を身につけ、悪いものを排除する意志をもつ
⑤日頃、不足していると思われるビタミン、ミネラル、酵素の補充と腸内環境をよくするサプリメントを摂るようにする

の5点を守ること。そして、

①正しい生活習慣
②よい水と食事
③適度な運動と正しい呼吸法
④心の充実（幸福感、プラス思考）
⑤笑いのある生活

がすべてそろってこそ、健康と長寿を手に入れることができるのです。

誤った食事や生活習慣は、5年10年を経て病気を引き起こします。何気ない日常の営みだからこそ、**自分で責任をもって選択することが、病気をしない体につながる**のです。

安保　徹

生き方を変えて免疫力を高めよう！

病気になるのは免疫力が下がるから！ストレスの原因と今の生活を見直して病気や薬とは無縁の人生を手に入れよう

ストレスが交感神経を刺激する

　現代はストレスの時代などといいますが、より正確には、ストレスをなくすために便利に進化して、行きすぎてしまった時代だと、私は考えています。

　ストレスレスな生き方を求めて完成した社会が、今度は別のゆがみを生み出しているわけです。ひと晩中明るい街、冷暖房完備の室内、働きすぎ、暴飲暴食など、このような**ありふれた生活の乱れは、体の生命活動を総括する自律神経の活動に直接反映されます**。

　自律神経は交感神経と副交感神経の二系統から成り、両者はエンドレスなシーソーのように、一方が優位に立てば片方がひっこむというやり取りを繰り返しています。そしてその変化に連動して、免疫システムをつかさどる白血球も状態を常に変化させています。

　白血球にはいくつかの種類がありますが、そのうち**免疫に主としてかかわるのが顆粒《かりゅう》球とリンパ球**です。健康体の場合で、通常はそれぞれ全体の約60％、約35％を占めていますが、自律神経の動静によって、交感神経が優位になれば顆粒球が増加しリンパ球が減少、逆に副交感神経が優位になればリンパ球が増加し顆粒球が減少するというように、勢力図が変化します。

　このような自律神経の揺れは、健康な人にも常に起こっていることですが、どちらか一方に極端に偏ったり、あるいは偏った状態が長く続くとき、私たちの体にさまざまなトラブルとなって現れてきます。

　がんばりすぎて体に無理を強いる状態が続くと、交感神経が緊張します。肉体的な無理はもちろん、精神的に強いストレスを感じたときも同じです。すると血管が収縮しますから、まず血行不良、動悸、先端の冷えが始まります。そして高血圧、高血糖などの症状につながるのです。

　また、過剰となった顆粒球は抗原を攻撃するだけではとどまらず、体内組織にまで攻撃を始め、体内の常在菌と反応して化膿性の炎症を起こします。大量の活性酸素を放出して、粘膜を破壊しようとするのです。

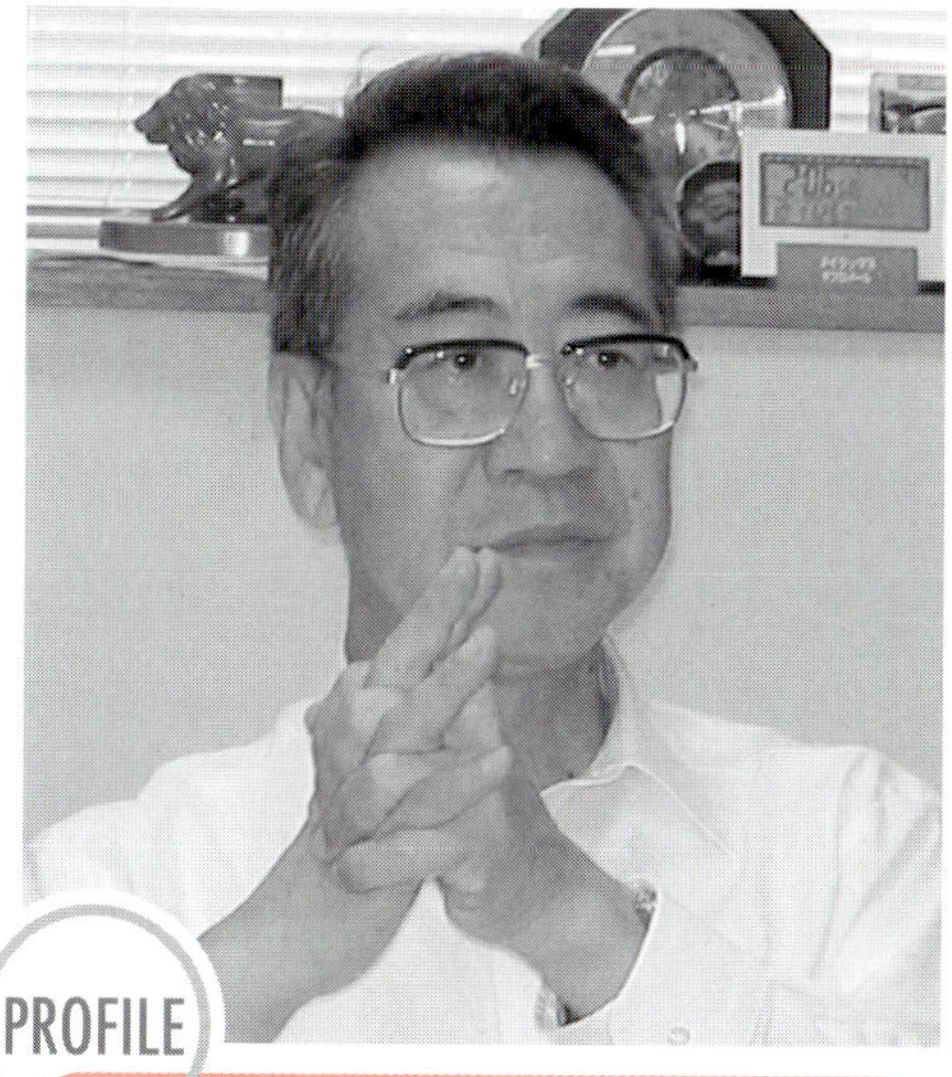

PROFILE

安保　徹（あぼ・とおる）

200を超える英文論文を発表し、国際的に名高い免疫学者として活躍中。
1980年、アラバマ大学留学中に「ヒトNK細胞抗原CD57に関するモノクローナル抗体」を作成。1989年、胸腺外分化T細胞を発見。1996年、白血球の自律神経支配のメカニズムを解明。現在、新潟大学大学院医学部教授（国際感染医学・免疫学・医動物学分野）。
著書に、『免疫革命』『未来免疫学』『絵でわかる免疫』など。

具体的には、歯槽膿漏《しそうのうろう》、痔、胃潰瘍《かいよう》、潰瘍性大腸炎、クローン病といった病気を引き起こします。

　さらに悪いことに、このときもう一方の**リンパ球が減少することで、体全体の免疫力は低下**しています。免疫力の低下がもとで引き起こされる病気は、それこそ枚挙に暇がありません。

　口内炎やニキビ、肌荒れ、シミなどの軽いものから、肩こり、腰痛、神経痛、関節リウマチ、痛風、潰瘍性疾患など痛みをともなうもの、分泌機能や排泄機能など恒常性維持活動の乱れ、糖尿病や心筋梗塞、高血圧、動脈硬化などの生活習慣病、そしてガン。自然治癒力も低下した状態ですから、一度発症するとなかなか治りません。

アレルギーは豊かで便利な暮らしの象徴

　では副交感神経が優位なら丸くおさまるかといえば、そうもいきません。副交感神経が優位になるのは、体休む、眠る、食べるといった、体のリラックスやエネルギーの補充時です。ストレスや疲労から解放された状態になりますが、楽にも加減が必要なのです。

　体がなまりっぱなしの楽な暮らしが長く続けば、常に副交感神経が活発な状態になり、その結果、体中の

ムリをしすぎて交感神経の緊張が続くと…

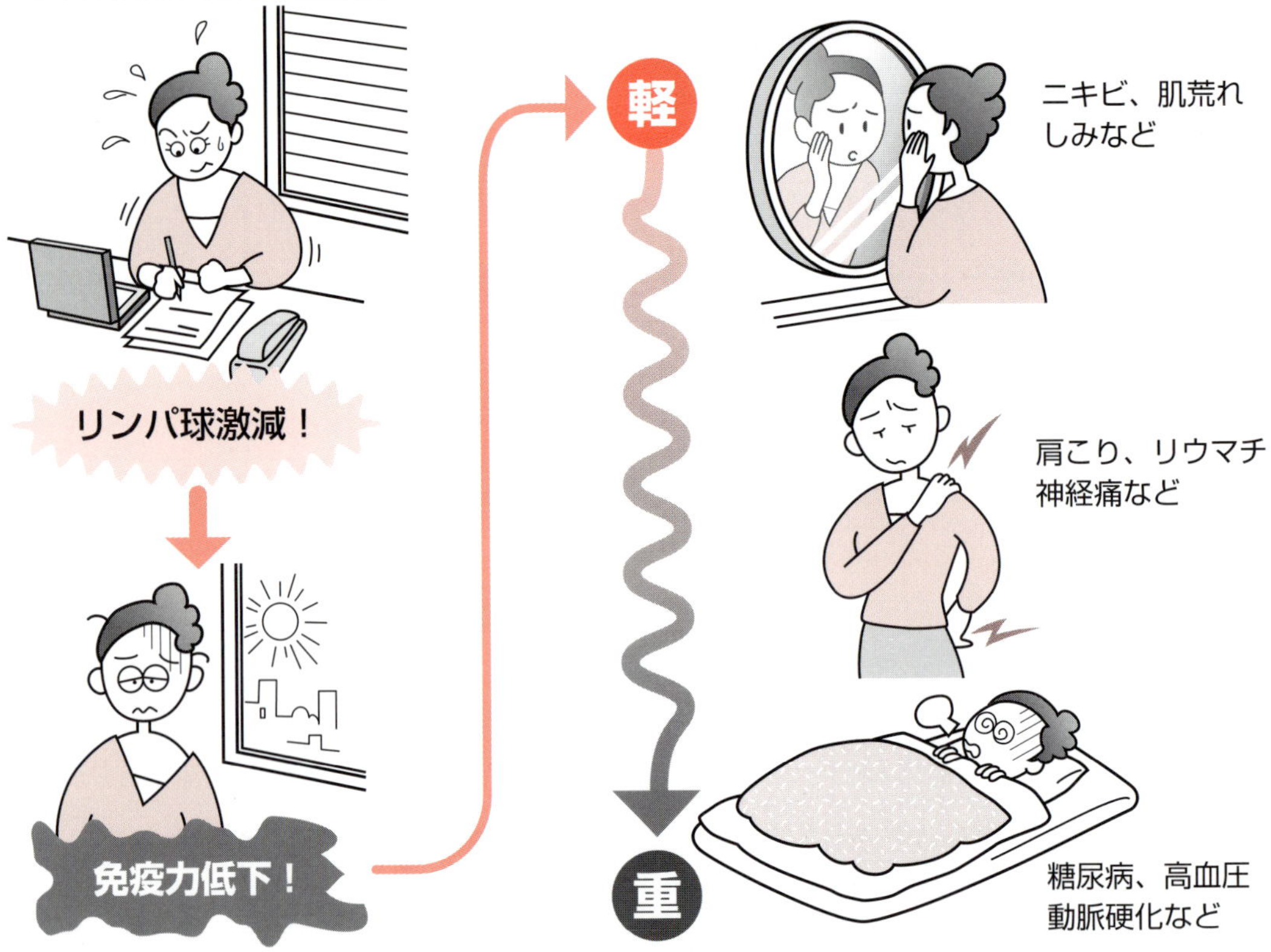

緊張が緩み、代謝が少なくなり、筋肉が衰えます。

通常は、正しい姿勢を保ち適度な運動をすることで筋肉が緊張して発熱しますが、筋肉がやせていけば熱は発生しません。これが低体温の始まりです。「冷え」は、交感神経が優位でも副交感神経が優位でも生じうるトラブルの一つといえます。

さらに、刺激のない怠惰な生活はけだるさを生み、けだるさから脱け出そうと、人は刺激のあるものを求めるものです。反動で夜更かしや露出の多い服装、暴飲暴食、お酒といったように生活が乱れ、それが体の負担になることも考えられます。

副交感神経優位の状態が続くと、白血球ではリンパ球が極端に活発になるため免疫過剰反応が起こり、正常な物質も抗原だと誤認し、抗体をつくるという現象が起きます。その対象は食べ物、花粉、ハウスダストといった、私たちの生活についてまわる物ばかりです。

そして抗体ができると、それらの物質を感知するや否や異物として排除にかかる、つまり間違ったアレルギー反応が生じます。これが、アトピーや花粉症、気管支炎ぜんそくなどのアレルギー疾患の始まりです。

アレルギーは、もはや深刻な社会問題の域に入っています。それは現代人の暮らしが、豊かで楽なことの裏返しです。**普通に生活しているつもりでも、昔でい**

えば王様か殿様のような優雅な暮らしなのです。副交感神経的な生き方、いいかえればリンパ球体質が、アレルギーの患者を増やしているといえるでしょう。

　では、ぬるい生き方から脱け出し、アレルギーを抑制するにはどうしたらいいかというと、一つには**甘いものを控える**ということが挙げられます。甘いものを食べるのは、実は最大のリラックスなわけです。**アトピーの発症と甘いものの摂取量には、はっきりと相関が見られます**。

大気圧と体調とストレスの関係

　つまり、私たちが**ムリしすぎても楽《らく》しすぎても病気は起こります**。ですから私たちは、自分の体が発するサインに敏感にならなくてはいけません。どんな事柄が体の不調と関連しているのか、自律神経を揺さぶる原因となるのか、感性を研ぎ澄ませてください。

　たとえば大気圧です。唐突なようですが、晴れの日は比較的気分がよく、反対に雨の日はなんとなく気が沈むということは、誰でも多かれ少なかれ覚えがあるでしょう。それは極めて感覚的な話にすぎないと考えられてきました。ところが天候の変化、いいかえれば空気の濃淡と白血球の状態には、相関があることがわかってきました。天気がよくなると顆粒球が増え、天気が悪くなるとリンパ球が増えるのです。その理由は、高気圧と低気圧のメカニズムにあります。

　高気圧は、北の寒いところで発達して徐々に南に下りてくるため、冷たく重たい、そして酸素を多く含んだ空気をもたらします。酸素が多いことで、私たちは興奮し、脈が速くなり、元気を出すのです。対する低気圧の動きは、台風にみられるように、南の暖かいところで発生して次第に北上します。上昇気流で軽くなった空気には酸素が少なく、私たちの体は休息状態に傾き、興奮が抑えられて脈が遅くなります。

　ですから気分の浮き沈みというのは、うれしい出来事があったとか仕事で失敗したといったことばかりで生じるのではないのです。目の前の理由だけでは説明できないことを理解してください。たとえば**大気の状態が自分の体調や気分にかかわってくるという感覚をもっているかいないかで、自分の感情のコントロールが変わってくる**からです。「今日一日気分が優れなかったのは曇りのせいだな」というように、原因を知ることで状況が好転することもあるのです。

　そして重要なのは、これがほんの一例にすぎないということ。自律神経や白血球の状態を左右する要因や、体から出されるサインはさまざまで、思いがけないところとつながっていたりするものです。不愉快なときや落ち込んだとき、無意識のうちにたくさん食べて、それで気分が落ち着いたという経験はありませんか。**体をリラックス状態にするのに、食べることが非常に有効にはたらく**からです。

さらに、がんばりすぎたり際限なくダラダラしたりしてしまうのには、性格的な要素が強いことも知っておきましょう。**ムリしてムリして病気になる人もいれば、ラクしてラクして病気になる人もいます**。

たとえば生活習慣病になるかならないかは、体質の遺伝的な要因も大きいですが、性格の遺伝とも無関係ではないわけです。ただし、性格やクセの遺伝というのは、決して脱け出せないものではありませんから、そこで感性を豊かにして病気の芽に気づくことが、健康の決め手となるのです。

病気や薬とは無縁の人生を送る法

そうはいっても、「ストレスや疲労が重なっているから副交感神経を優位にしろ」といわれても、実際にどうすればいいのかわかりません。私が提唱する健康法のポイントは次の5点です。

①バランスのとれた食事

健康な体の基本は腸にあります。**腸は、免疫力のカギであるリンパ球の生まれたふるさとでもあります。腸のはたらきが安定していれば、体のバランスが崩れることはありません。**

腸のはたらきをよくするには、まず消化管を長くはたらかせるような食事、すなわち**玄米菜食を心がける**ことです。免疫力をアップさせるために、次の五つの食品群からまんべんなく栄養を摂ることを私は勧めています。

●丸ごと食品……玄米や小魚、豆、ゴマなど、文字通り全体をそのまま食べられる食品です。豊富な栄養素を効率よく摂ることができます。

●発酵食品……漬け物やピクルス、味噌、納豆などの発酵食品に含まれる生きた菌は、元気の元となります。

●食物繊維たっぷり食品……食物繊維が豊富に含まれる、きのこ、海藻、野菜を毎日摂ることで、腸のはたらきが活発になり、自律神経のバランスが整います。

●いやいや食品……酸っぱいもの（お酢、梅干、かんきつ類など）、辛いもの（わさび、からし、胡椒、唐辛子など）、苦いもの（しそ、ウコンなど）のように、刺激となるものです。ほどほどに摂るのが効果的です。

●体を温める食品……漢方でいう「熱性」のものです。もち米、大麦、にんにく、にら、ねぎなどがその一例です。

この5種類をしっかり摂ろうとすると、自然と和食中心のメニューになるでしょう。特に**玄米は、それ一つで完成された食品といってよく、炭水化物のほか、たんぱく質、ミネラル、ビタミンB群など、私たちに必要な栄養素のほとんどを含んでいます**から、ぜひ主食を白米から玄米に変えてみてください。

②サプリメントや健康食品

さらに不足しがちな栄養素を、サプリメントで補うのも有効です。サプリメントの市場は拡大する一方ですが、それは、病院で薬をもらうより害のないもので体を整えるほうがいいと、一般の人がわかり始めてきた現れといっていいでしょう。

なかでも、たとえば乳酸菌を生成したエキスを摂るなどして腸内の乳酸菌を増やし、便秘や腸内腐敗を防ぐことは、非常に効果的です。

おならや便にきつい腐敗臭があれば、それは交感神経が緊張して、腸内がアルカリ性になっている証拠です。pH（酸性、アルカリ性を計る単位）でいえば7〜8ぐらいの状態です。しかし便は本来、酸性に偏るものです。酸性度は便の色に現れ、黄金色の理想的な便ならpH6ぐらいです。赤ちゃんの便は黄色くて、酸《す》っぱいにおいがすることがあります。それもそのはず、

毎日食べたい5つの食品群

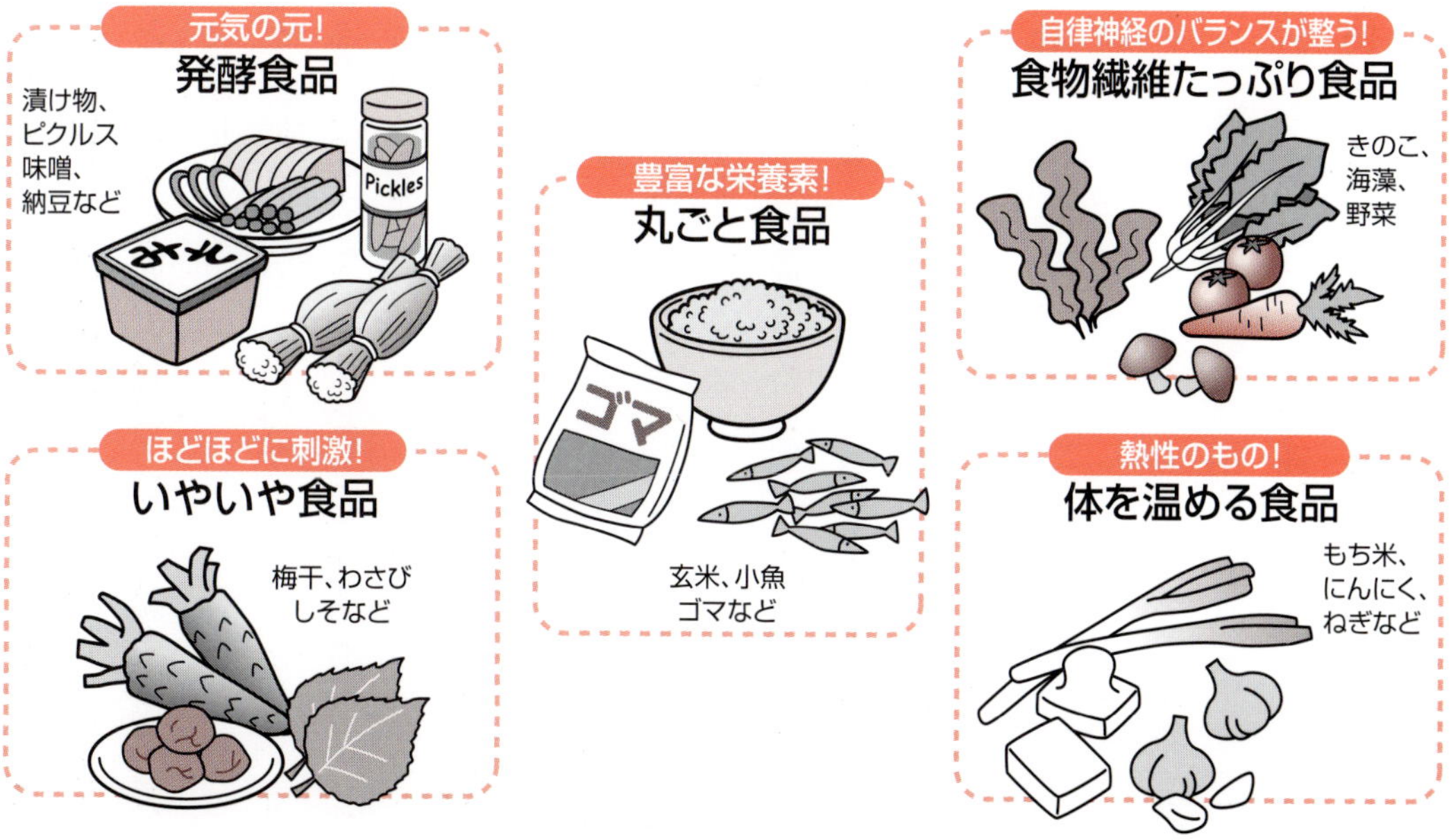
元気の元！
発酵食品
漬け物、
ピクルス
味噌、
納豆など
みそ
Pickles
豊富な栄養素！
丸ごと食品
ゴマ
玄米、小魚
ゴマなど
自律神経のバランスが整う！
食物繊維たっぷり食品
きのこ、
海藻、
野菜
ほどほどに刺激！
いやいや食品
梅干、わさび
しそなど
熱性のもの！
体を温める食品
もち米、
にんにく、
ねぎなど

赤ちゃんの腸内では乳酸菌の増殖が非常に激しいですから、酸性度が最も高く、pH５ぐらいなのです。

腸内を酸性に保つには、副交感神経が優位でなければいけません。乳酸菌生成エキスを摂ると、小腸と大腸のリンパ球が多くなることが、私の研究結果からわかっています（76～79ページ参照）。リンパ球が活性化すれば副交感神経が活発になり、腸のぜん動運動も促進されます。

③薬に頼らない

痛みやかゆみが好きな人はあまりいません。そうした不快な症状を一刻も早く止めたいと思うのは、誰もみな同じでしょう。それには、ある程度の薬の使用も必要かもしれません。しかし、**薬を飲んだり塗ったりして痛みやかゆみを抑えるのは、その場しのぎの対症療法にすぎず、根本的な解決になっていない**ことを自覚してください。

ほとんどの薬は、交感神経を刺激します。ですから長期間使用していると、常に交感神経が緊張した状態になり、免疫力が低下し、治るものも治らなくなってしまいます。特に消炎鎮痛剤やステロイド剤、抗ガン剤などでは、体へのダメージが大きくなります。

また、私たちが手にする薬は通常、少量では害にならないよう、十分に希釈されているものです。ところが、たとえばアトピー性皮膚炎が重症化・難治化している人は、長期にわたってステロイド剤を使い続けていることでその許容範囲を超え、体に破綻をきたしているのです。

病気が治らないと、それ自体がストレスになり、さらに治る機会を逃してしまうという弊害もあります。

④生活習慣を見直す

何気ない日常生活の中に、病気の原因はあるものです。自分が何にストレスを感じているのか考えたり、最近ムリが続いているなと気づいたら、少し緊張の糸をゆるめたり、体の冷えが気になれば食べ物や服装に気を使うというように、ちょっと自分の体の状態に注意をめぐらし、その都度調整を効かせることができれば、病気になることはありません。

心と体の緊張を解き、**がんばりすぎない、かといって怠けすぎない**ように自分でブレーキをかけることで、自律神経のバランスが安定してきます。

⑤リラックスする時間をつくる

不眠やストレス、慢性的な疲労など、多くの現代人が抱える不快な症状は、それ自体は病気ではなくても確実に病気を呼び寄せます。**意識して体をリラックスさせる時間をつくり**、自律神経のバランスを整えることで、免疫力を高めておきたいものです。

リラックス効果のある爪もみ療法

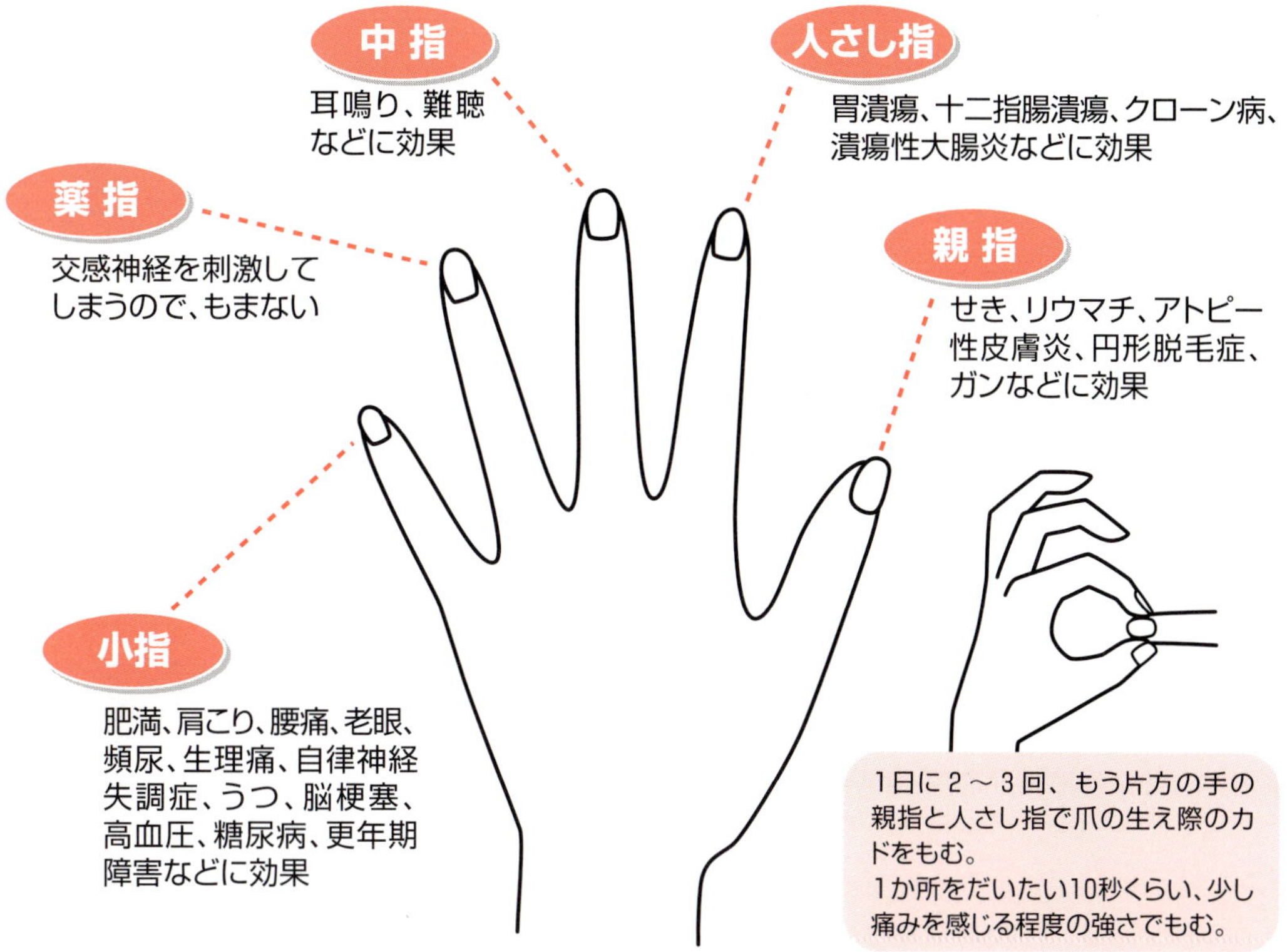
中指
耳鳴り、難聴
などに効果
人さし指
胃潰瘍、十二指腸潰瘍、クローン病、
潰瘍性大腸炎などに効果
薬指
交感神経を刺激して
しまうので、もまない
親指
せき、リウマチ、アトピー
性皮膚炎、円形脱毛症、
ガンなどに効果
小指
肥満、肩こり、腰痛、老眼、
頻尿、生理痛、自律神経
失調症、うつ、脳梗塞、
高血圧、糖尿病、更年期
障害などに効果
1日に2～3回、もう片方の手の
親指と人さし指で爪の生え際のカ
ドをもむ。
1か所をだいたい10秒くらい、少し
痛みを感じる程度の強さでもむ。

●ゆっくり入浴……ぬるめの湯にゆっくりつかることで、気持ちが落ち着くのはもちろん、冷えの解消になります。時間があれば半身浴もいいでしょう。

●適度な運動……激しい運動では交感神経を刺激してしまいますが、適度に心地よい運動は、心と体のリフレッシュを促します。ポカポカと体の内側から温かくなり、少し汗ばむ程度がちょうどいいでしょう。

●深呼吸する……気分を切り替えるためにも、たまった疲れを放出するためにも、腹式呼吸は効果的です。おなかの底からゆっくり息を吐き出すことで副交感神経が活性化され、心身のリラックスにつながります。

●爪もみ療法……指の爪の生え際を刺激すると、副交感神経が活発になります。少し痛いと感じるぐらいにつまんで、もんでください。ただし薬指だけは避けてください。反対に交感神経を刺激してしまいます。

　食事法と生き方にちょっと気を使い、リンパ球を大事にして免疫力を高めておけば、健康を維持するのはそう難しいことではないと私は考えています。

　病気の原因は自分の中にあります。感性を高め、自律神経のはたらきとそれに連動した白血球のはたらきを理解することで、**病気や薬とは無縁の人生**も夢ではなくなるのです。

●「細菌つながり」？ 植物と土壌細菌、人間と腸内細菌

「根幹《こんかん》」や「根本《こんぽん》」などの言葉からわかるように、「根」はものごとのおおもと、中枢を指すものです。

植物にとっての根はライフラインであり、植物は根を通じて土壌から栄養分を吸収し、茎や葉にエネルギーを供給しています。当然、土壌のよし悪しが植物の生育状態を左右することになります。

この栄養吸収作業に大きく貢献しているのが、土壌中の細菌です。植物は、成長に必要なすべてのアミノ酸を、アンモニアや硝酸などの無機栄養を用いて合成しますが、もし初めからアミノ酸の状態で吸収することができれば、合成の手間が省けて効率的ですね。このようなアミノ酸は、有機ミネラルとともに「有機栄養」といわれています。

実は、よい土壌細菌が棲んでいれば、落ち葉や動物の死骸などから良質の有機栄養が土中でつくられ、植物はこれを直接吸収することができるのです。

しかも、有機栄養の多い土壌に張った根の利点は、そればかりではありません。有機栄養には、根の根毛をより多く、より丈夫にする力があるのです。その結果、吸収効率はさらにアップします。

私たちの体内にも、これと非常によく似たシステムがあります。根にあたるのが腸、土壌細菌にあたるのが「腸内細菌」というわけです。根毛の役割を果たすのは、腸壁にびっしりと敷き詰められた微絨毛《びじゅうもう》です。よい腸内細菌は、しっかりとした微絨毛をつくります。

さらに、よい腸内細菌は腸内の食物を発酵させ、必要な栄養素の吸収を促したり、ビタミンやミネラルをつくり出します。腸内細菌さまさまですね。植物が土壌細菌と共生しているように、私たち人間は腸内細菌と共生しているというわけです。

土壌細菌と腸内細菌には、ほかにも共通点があります。それは、悪い菌を排除する力。栄養吸収活動を邪魔する悪玉菌の抑制にも、ひと役買っているのです。

この腸内細菌の活動が低下し、発酵不良に陥った状態が便秘です。便秘をほうっておくと、悪玉菌が増殖して有害物質が発生するばかりでなく、足りない栄養素の合成作業もとどこおることになります。便秘がさまざまな病気の引き金になるのは、そのためなのです。

腸と根は同じはたらき

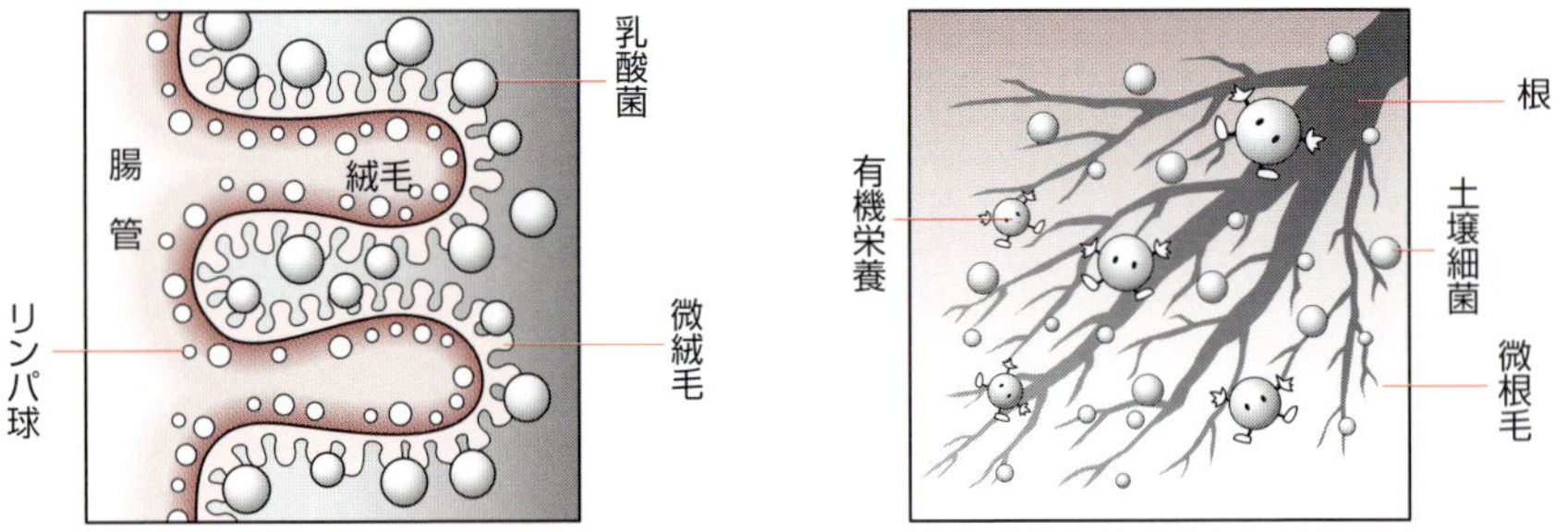

PART

2

健康を実現するカギは腸にある！

私たちの健康のカギを握る、いちばん大切な臓器、それが「腸」。腸内の環境をよくすることが、老化を防いだり健康でいられるための第一歩なのです。

それでは、腸内環境をきれいに整えるためには、何をすればいいのでしょう……？

PART 2では、私たちの体の中で一番大切な臓器ともいえる腸のはたらきや、腸内環境をよくするためのたのもしい味方・善玉菌について、また、長生きと健康を左右する体内酵素（エンザイム）の増やし方などについて解説していきます。

どうして病気が増え続けるのか？

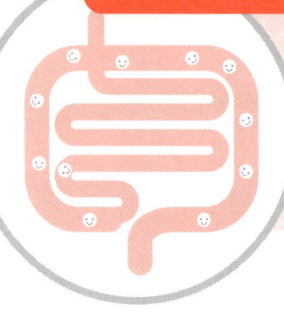

生活習慣病とアレルギーが多くなっている理由とは？

わかっているのにやめられない ふだんの食生活の問題

忙しい現代人にとって、「規則正しく」とか「節度を守って」などは、耳の痛い言葉ではないでしょうか。睡眠不足、深酒、不規則な食生活……。「体によくないのはわかっているけど仕方ない」というのが本音でしょう。

私たちの生活習慣は、人それぞれです。食生活とともに、家庭環境や社会環境のほか、遺伝的要因などが複雑に絡みあって、その人固有の体質ができあがっています。健康な体質とか病気になりやすい体質というのは、年齢とともに、主に食生活と生活習慣によって変化してきます。

食べる、働く、寝る……そんな当たり前な日常の、ちょっとした悪い習慣が長い間に積み重なって、重大な疾患へと発展するのが生活習慣病です。

なかでも、ガン、心臓病、脳卒中は**三大生活習慣病**といわれ、日本人の死因のトップ3を占め、年間の死亡者の約6割がこれらの病気で亡くなっているのです。

病気を引き起こす生活習慣には、いくつかの原因が重なりあっていることが多く、一つに断定することは難しいのですが、主として食習慣、ストレス、運動不足、飲酒、喫煙などが深くかかわっていることがわかっています。

しかし、これらの要因はどれも自分自身でコントロールできることばかり。**正しい知識をもとに生活習慣を変えられれば、病気を治したり病気の進行を遅らせることが十分に可能**なのです。

肥満は生活習慣病のもと！ 日頃からのチェックが必要

さらに、**生活習慣病を引き起こす基本的な原因として注目されているのが、肥満**です。というのも生活習慣病の患者は、糖尿病、高血圧症、高脂血症などのうち、複数の病気を併発しているケースが多いのですが、それらは独立したものではなく、互いに関係しあっているのです。

一つひとつが軽症であっても、そこに肥満が重なるとたちまち深刻な事態になってしまうのです。

肥満といっても、特に問題となるのは**「内臓脂肪型肥満」**。内臓脂肪がたっぷりたまった土壌には、糖尿病、高血圧症、高脂血症の芽が出やすく、しかもそれらがまだ小さいうちに動脈硬化の芽も出てきます。動脈硬化が成長すると、心筋梗塞や脳梗塞という形で私たちの体を襲ってくるのです。

すべては「肥満」が原因のもと。そこで、内臓脂肪型肥満によって複数の生活習慣病が引き起こされた状態を一つの症候群ととらえ、それらをひっくるめてケアしていこうという考え方が生まれました。これが**「メタボリックシンドローム**（直訳すると代謝症候群）」です。

肥満の尺度としてはBMI値が有名ですが、これは内臓脂肪の指標ではありません。WHO（世界保健機構）や、肥満大国アメリカのNCEP（米国コレステロール教育プログラム）などが、**メタボリックシンドロームの診断基準**を定めており、日本でもこれらを参考に2005年4月、日本人の体格・体質に適合した診断基準が発表されました。その概要は左の図のとおりです。

本来、内臓脂肪蓄積はCTスキャン撮影で測定しますが、日頃から自分で体の変化をチェックできるように、腹囲の測定が採用されています。

こうなると肥満！

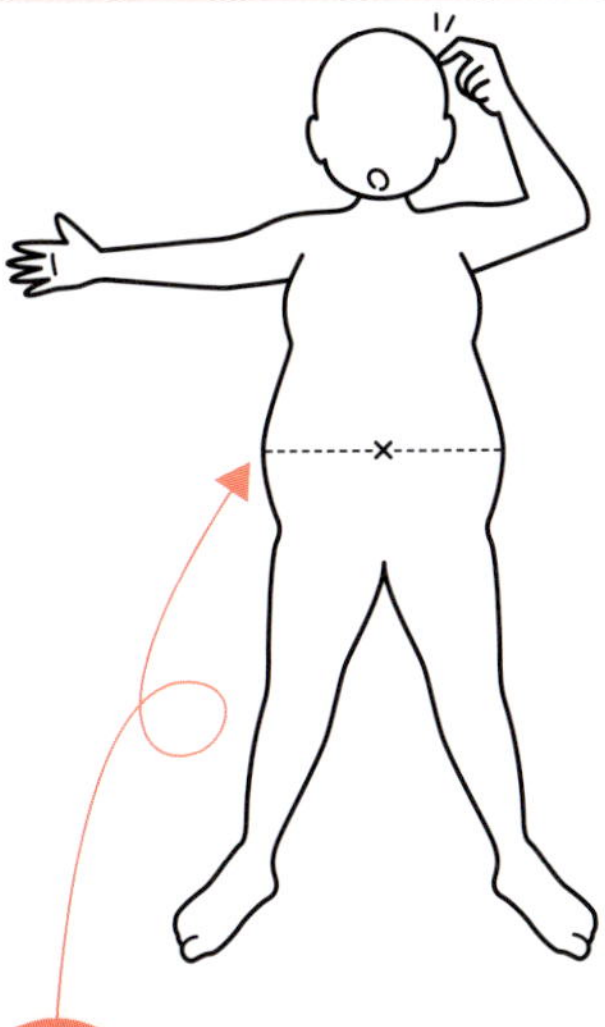

腹囲　**男性**：85cm以上　**女性**：90cm以上

＋

①中性脂肪150mg／dl以上、および善玉コレステロール40mg／dl未満のいずれかないし両方

②収縮期血圧（最高血圧）130mmHg以上、および拡張期血圧（最低血圧）85mmHg以上のいずれかないし両方

③空腹時血糖110mg／dl以上

「私は体重がそれほど増えていないから大丈夫」と油断しないで。**年齢を重ねると、体重の変化がなくても体のつくりが変わり、いつしか内臓脂肪の割合が増えているものです。**

生活習慣病やアレルギーの原因は免疫力・自然治癒力の低下！

このように、大きな社会的問題になっているにもかかわらず、生活習慣病は増える一方です。個々のレベルではなく社会全体の現象としてみれば、日本が世界有数の長寿国となり、本格的な高齢化社会に突入していることも大きな原因といえるでしょう。

日本では現在、約3700万人の人たちに、アトピー、ぜんそくなどの**アレルギー**疾患があります。アレルギーでは患者数の増加はもちろん、その症例も非常に多様化してきています。

現代社会には、体のリズムを狂わせる要因が蔓延《まんえん》しています。間違った食生活の指導や農薬や食品添加物、ストレスフルな人間関係、医薬品、電磁波など、さ

健康な体づくりのための毎日の習慣

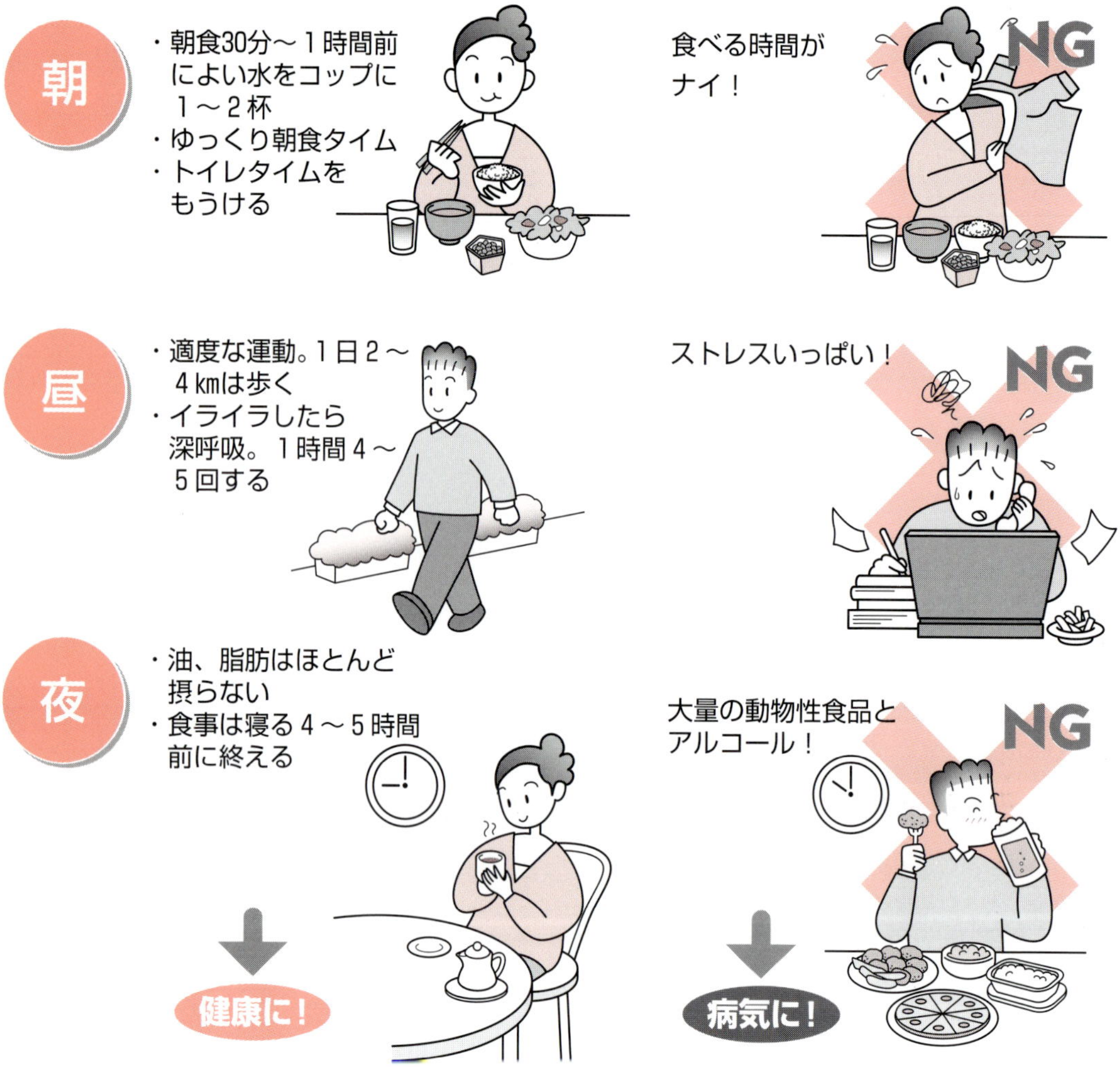
朝
・朝食30分～１時間前によい水をコップに１～２杯
・ゆっくり朝食タイム
・トイレタイムをもうける
食べる時間がナイ！
NG
昼
・適度な運動。１日２～４㎞は歩く
・イライラしたら深呼吸。１時間４～５回する
ストレスいっぱい！
NG
夜
・油、脂肪はほとんど摂らない
・食事は寝る４～５時間前に終える
大量の動物性食品とアルコール！
NG
健康に！
病気に！

まざまな有害なものが生活の中に浸透していて、すべてを避けて暮らすことは不可能です。

こうしたものの影響が、体内酵素を慢性的に消耗させ、現代人の体に異変を起こす要因となっています。私たちの体に本来備わっていたはずの**免疫力や自然治癒力**を、著しく低下させているのです。

たとえば、ガン細胞は健康な人の体に常に発生しているといわれています。しかし、免疫力が正常にはたらいていればそれらは除去されるので、私たちは健康でいられるのです。

ガン細胞が腫瘍となって体を脅かすまでに成長するのは、長期にわたって免疫力が低下しているために引き起こされるからと考えられます。

免疫力や自然治癒力が低下した状態では、体を正常に保とうとする免疫系自律神経系やホルモン系などの機能がバランスを失い、さまざまな症状となって現れてくるのです。現在、病気が増えているのは、私たちの体内酵素と免疫力が異常に低下している証拠でもあるのです。

病気をしない食生活とはどういうものか

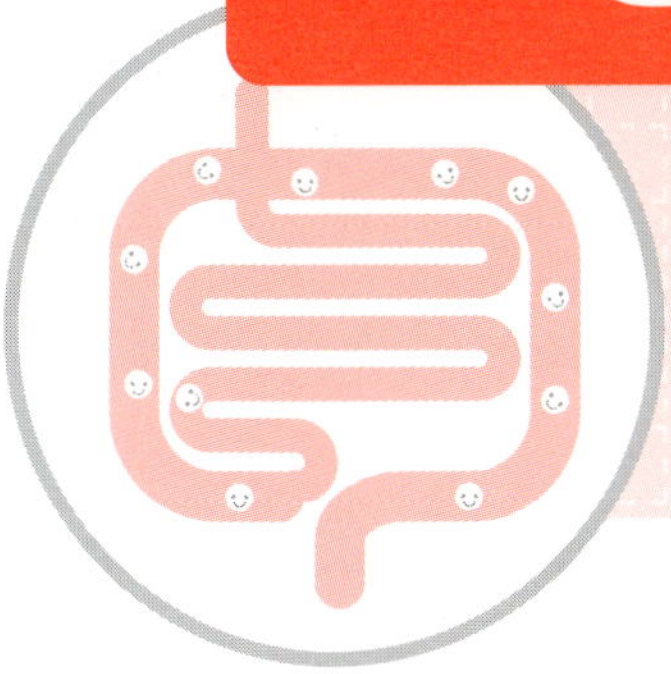

動物性食品を摂りすぎず、玄米など穀物菜食を中心に！

アメリカ人の食習慣を変えた「マクガバン・レポート」

腸相のよし悪しを左右する決め手となるのは、日々の食事・水・排泄です。特に、食生活の影響は大きいのです。腸相は全身の健康状態のバロメーターともいえ、誤った食生活や生活習慣をまともに反映します。

悪い食生活の見本といって、まず槍玉に上がるのはアメリカ人のそれでしょう。ジャンクフード、日本の3倍はありそうなジャンボサイズの食べ物、肉中心の高カロリー食……。しかし、実はそれは過去の話です。

確かにアメリカ人は、高たんぱくで高脂肪の食事を好み、その結果、度を越えた肥満や生活習慣病が蔓延しました。

１９７０年代頃になると、めざましい進歩を続ける医療技術を駆使し、巨額な医療費をつぎ込んでも、ガンや生活習慣病を患《わずら》う人たちが増え続けていきました。

もはや国家レベルで取り組むほかないという状況の中、「上院栄養問題特別委員会」が設置されたのです。

そして、膨大な時間と費用をかけた調査の末、同委員会の委員長ジョージ・S・マクガバンによって発表されたのが、１９７７年の「**マクガバン・レポート**」です。

その趣旨は、「心臓病やガンなど、増え続ける**深刻な病気の主な原因は間違った食生活**であり、これを改めることが急務である」というものでした。

間違った食生活とは、

①動物性脂肪や砂糖・塩の摂取過多
②ビタミン・ミネラルや食物繊維不足

の2点です。

この報告が発端となり、１９８０年代以降、アメリカ人の食生活は、**動物性たんぱく質は主に肉より魚介類から摂る、脂肪の摂取量を減らす、未精製穀物や野菜、果物、豆類などを積極的に摂る**、というスタイルに急変してきました。

その結果、アメリカではガンによる死亡率が１９９３年から２００２年にかけて、平均年率１・１％減少しています。

戦後60年の間に変化した日本人の食生活

そのような食生活は、何も格別新しいものではありません。つい60年ほど前には、日本人が当たり前のようにやっていたことなのです。

しかし、高度成長期を経て生活が経済的に豊かになるにつれ、日本の各家庭の食卓に肉・牛乳・乳製品などの動物性食品が多く並ぶようになると、徐々に日本人の腸相がアメリカ人のそれに似てきたのです。

動物性食品を大量に摂取し続けると、腸は次第に短く固く変化し、腸内には憩《けい》室《しつ》（腸壁が押し出されるようにしてできるポケット状のくぼみ）やポリープができます。動物性たんぱく質が腸内で腐敗し、有毒なガスを発生するばかりでなく、宿便となって停滞します。

ですから、日本人がステーキやハンバーガーといったアメリカ人の食生活の真似をして、同じようにガンや生活習慣病を増加させている間に、当のアメリカ人はかつての日本人の食生活をお手本に、健康を取り戻すため食生活の改善にいそしんでいたことになります。

また、アメリカの食事というと肉ばかりの印象があるかもしれませんが、最近のデータでは、アメリカ人の野菜の摂取量は日本人を上回っているのです。日本人は野菜を食べなくなり、数十年前と比べても、食物繊維やミネラル分の摂取量が大幅に減少しています。

そのうえ、**昔と比べて日本の野菜から、ミネラルやビタミンの含有量が年々減少している**ことが指摘されています。これは主に土壌の問題なのですが、過去40年間の農業と化学肥料の使用により、土地自体のもつミネラル分やビタミン、酵素が不足してきているのです。

欧米の野菜、果物や水には、日本国内

ビタミンなどは減少している！（野菜成分、50年前との比較）

ホウレンソウ（100g/mg）

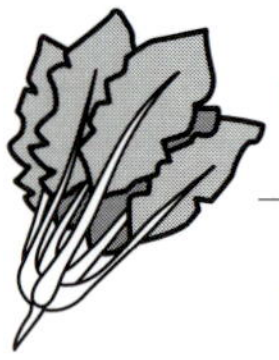

	1950年	2000年	%
ビタミンC	150	35	23.00
鉄分	13	2	15.00

にんじん（100g/mg）

	1950年	2000年	%
ビタミンC	10	4	40.00
鉄分	2	0.2	10.00

トマト（100g/mg）

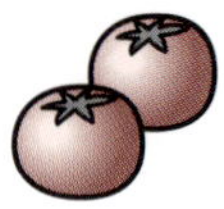

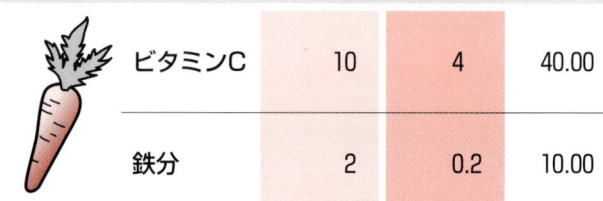

	1950年	2000年	%
鉄分	5	0.2	4.00
リン	52	26	50.00

＊農薬・化学肥料使用前

（日本食品標準成分表より）

のものより、これらの含有量は3倍以上あると考えられます。

つまり日本では、約50年前の人と同じだけの量の野菜を摂取しても、半分以下くらいのミネラルやビタミンしか摂取できないという事態になっているのです。

玄米・野菜・海藻類を多く、動物性たんぱく質は魚介類から

では、私たちはどのような食生活をすればいいのでしょう。

お手本にするのは、**玄米などの穀物菜食**、つまり、昔の日本人の食卓風景です。

バランス的に、**現代人の食事は動物性たんぱく質や脂肪の割合が多すぎ**ており、これを変えていかないことには、人間の体が本来もっている免疫力や恒常性を養い、維持することはできません。

必要な栄養を効率よく摂るためには、**未精製の穀物を摂る**のが効果的です。白米や白パン、白砂糖などのいわゆる精白食品は、精製時に肝心な栄養素――ビタミン、ミネラル、酵素など――の大半が失われるからです。

その点、**玄米や黒パン、全粒粉の穀物**、いわゆる副穀などの未精製の穀物からは、私たちの体に必要な栄養素の多くをほぼそのまま摂り入れることができます。とりわけ玄米は、それらのほとんどを含有する優れた完全食品といってもいいでしょう。

野菜や豆類もたっぷり摂るのはもちろんのことですが、特に**旬の野菜を多く摂る**ように心がけましょう。ただし、1、2種類だけの野菜を山盛りという食べ方ではいけません。なるべく、多くの種類を食べるようにしましょう。

海藻類は絶対に欠かせません。ミネラルや食物繊維、たんぱく質がたっぷり含まれ、野菜で足りない分を補ってくれるほか、独特のぬめり成分であるフコイダンには、血圧上昇抑制、腫瘍抑制、抗ウイルス作用などがあるといわれています。

また、豊富な食物繊維は便通をよくし、毒素の排出にも効果的です。ワカメ、ヒジキ、コンブ、メカブ、寒天など、**一日三食のうち二回は摂りたい**ところです。

動物性食品は全体の10〜15％でいいのですが、それもできるだけ魚介類を食べるようにしましょう。特にまるごと食べられる小魚、小エビ等はぜひ毎日摂ってください。ＥＰＡ・ＤＨＡなどの魚介類の不飽和脂肪酸は大切な脂肪酸で、血液をサラサラにしたり、コレステロール値を下げる等の効果もあるのです。

反対に肉、卵、牛乳、乳製品などに含まれる飽和脂肪酸はコレステロール値を上げ、血をドロドロにする原因になりますから、ごく少量に、頻度も少なくするよう心がけましょう。

そして何より重要なのは、こうした**正しい食習慣を続けていくこと**なのです。

食生活を見直そう

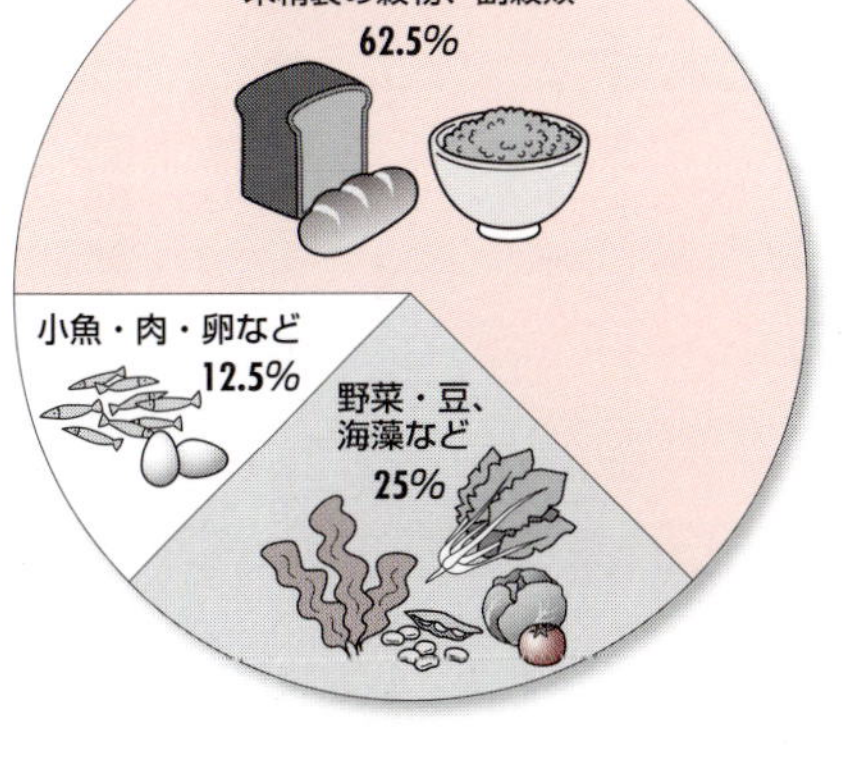

ストレスに左右される私たちの体

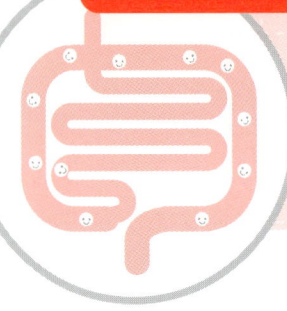

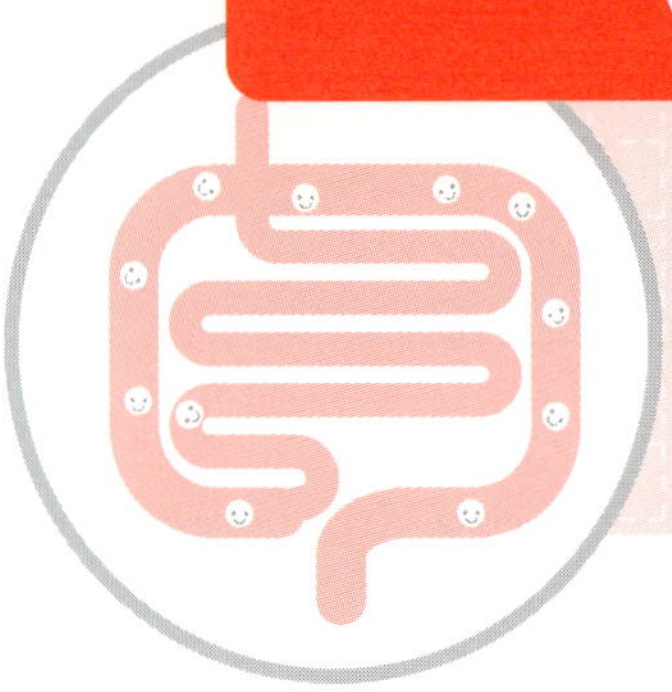

ストレスとリラックス、そのバランスが健康のカギ！

体をコントロールする自律神経の大切な役割

　体の各器官は、全身をくまなく張り巡ってそれらをつなげて統合する、自律神経システムの絶妙なコントロールの下にバランスを保っています。

　私たちの生命活動を維持するために、たくさんの体内システムが機能していますが、なかでも代表的なのが、

①代謝エネルギーのシステム
②自律神経系のシステム
③白血球のシステム

です。

　さらに、これらのシステム同士の緊密な連携関係をコントロールし、その采配役となっているのが自律神経です。

　自律神経は、私たちの体内活動のうち、意思とは無関係の部分をつかさどっています。意識しなくても汗をかいたり、呼吸したり、食べ物を消化したりできるのは、自律神経のはたらきによるものです。

　しかし、意思とは独立しているにもかかわらず、極めてデリケートで、ストレスや外的要因に敏感に反応します。

　自律神経は、**交感神経と副交感神経**という、相反する二つの体制から成り、両者が同時にはたらいてバランスを取りあうことで、体内システムが正常に稼動するといえます。

「エサとり神経」の交感神経と「リラックス神経」の副交感神経

　交感神経が優位に立つのは、興奮状態や緊張にさらされているとき、攻撃的なときです。そんなとき、体の中では心臓や肺が活発にはたらくのに対し、胃腸の活動は控えめになっています。

　その状態を、野生動物が全神経を集中して獲物に飛びかかる様子になぞらえて、「**エサとり神経**」と呼んでいます。

　それとは対照的に、副交感神経は「**リラックス神経**」といわれます。副交感神経が優位に立つのは、文字通り体も心もリラックスして全身の力をゆるめた状態のときです。

　呼吸や心拍、血圧が穏やかになり、女性であれば子宮の緊張がやわらぎ、その

分、胃腸のはたらきが活発になったり、ホルモンの分泌が盛んになったりという変化が起こります。

つまり、状況に応じて一方が優位にはたらいたり、相方の暴走にブレーキをかけたりと、二つの神経は綱引きしあうような関係にあるわけですが、ときに間合いを間違え、いずれか一方に大きく傾くことがあります。

そうなると体内システムはとたんにバランスを失い、体に変調をきたします。なぜなら自律神経は、外界から侵入した異物から体を守っている白血球をも支配しているからです。

白血球は血中の免疫細胞であり、免疫機能の中心的な存在といえます。したがって、自律神経と白血球の連携が、体の免疫力を大きく左右するのです。

ストレスをため込んでもリラックスしすぎてもダメ！

白血球の大半を占めるのが、顆粒球とリンパ球です。平均的な構成比率は、**顆粒球が60％、リンパ球が35％程度**ですが、外部からのストレスに敏感に反応して、比率は変動しています。この顆粒球とリンパ球のバランスをつかさどるのが、交感神経と副交感神経のシステムなのです。

私たちの体が外部から強いストレスを受けると、交感神経が緊張して顆粒球の割合が増えます。交感神経が優位に立つと心拍数や血圧が上昇し、その一方で消化吸収活動などは抑制傾向になり、このとき全体的には〝ハイテンション〟な状態といえます。

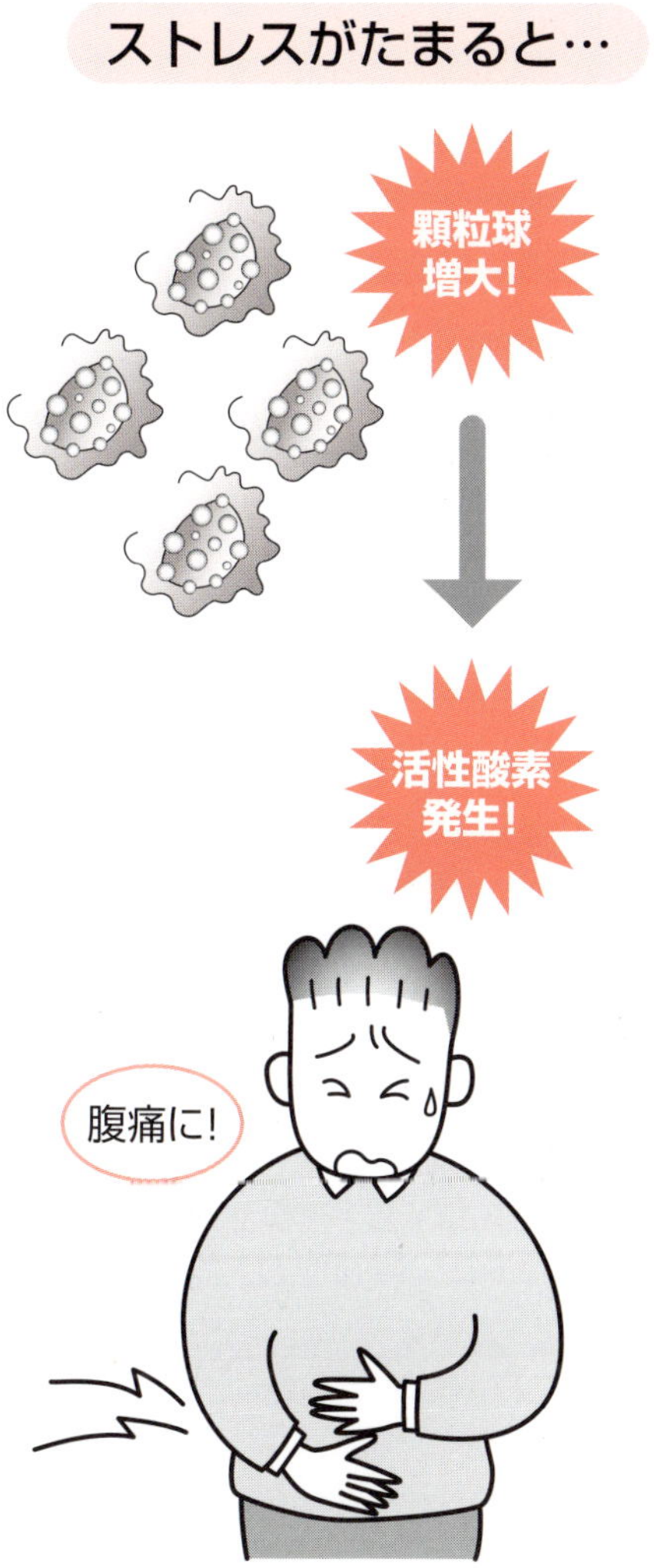

そもそも白血球は、体内に侵入した異物退治のために自分の仲間を増やして戦うのですが、自律神経のアンバランスがもとで白血球が通常のバランスを崩してしまうと、顆粒球やリンパ球が間違った行動を起こしてしまいます（32ページ参照）。

ですから、**顆粒球が増えるのは、腸にとっては望ましいことではありません。**そこまでいかなくても、悩み事や不安を心に抱えているとき、胃がキリキリと痛むことは誰にでもあることでしょう。それは、増大した顆粒球から発生する活性酸素が、胃や腸の粘膜をチクチクと攻撃しているからです。

そんなとき、いつまでもクヨクヨしていると、ますます顆粒球が増えて状況は悪くなりますから、逆転の発想で、リンパ球が増えるように気持ちを切り替えれ

交感神経と副交感神経

交感神経
（エサとり神経）

・心臓や肺を活発にする
・胃腸のはたらきを抑制する
・興奮、緊張状態で優位に

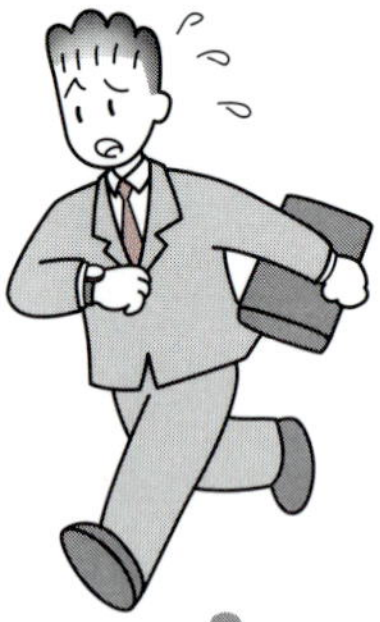

顆粒球（54～60％）

主に細菌などの大きな異物を食べて分解する。

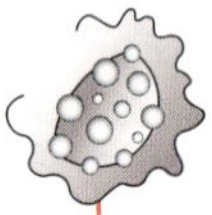

副交感神経
（リラックス神経）

・呼吸・消化・循環をつかさどる
・胃腸が活発になる
・リラックスしているとき優位に

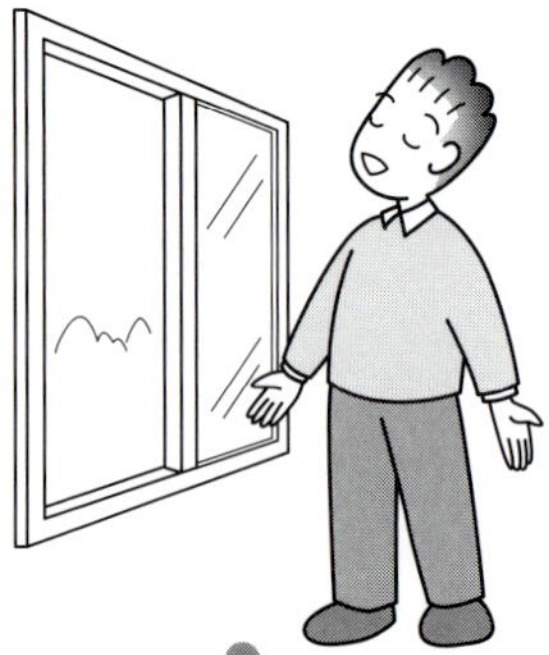

リンパ球（35～41％）

ウイルスやたんぱく質（花粉や未消化物）などの小さい異物やガン細胞を排除する。

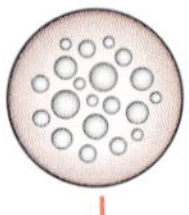

バランスが大事！

ばいいのです。

リンパ球の割合が増えるのは、体の力を抜いてリラックスし、副交感神経が活発になったときです。運動性の神経を抑えて消化器官や循環器官が活発にはたらき、免疫力が高くなります。全体的にはクールダウンした状態といえるでしょう。

ところが、リラックスした心地よい状態ばかりが続くと、今度はリンパ球が多くなりすぎ、アレルギー物質などの抗原に対して敏感に反応し始めてしまいます。

ここ数年、**子どものアレルギー**が大きな社会問題になっていますが、その原因の一つがお菓子やジュースの摂りすぎにあります。

甘いものを摂りすぎると、消化を促進するために副交感神経が常に優位になり、リンパ球が増えすぎた結果、アレルギーを引き起こすとも考えられています。

つまり、腸の健康を保ち病気を防ぐためには、ストレスを極力ため込まずに副交感神経を優位にして、**リンパ球や有用菌が多めな状態を維持する**のがコツということになります。

生命活動を支える腸のはたらき

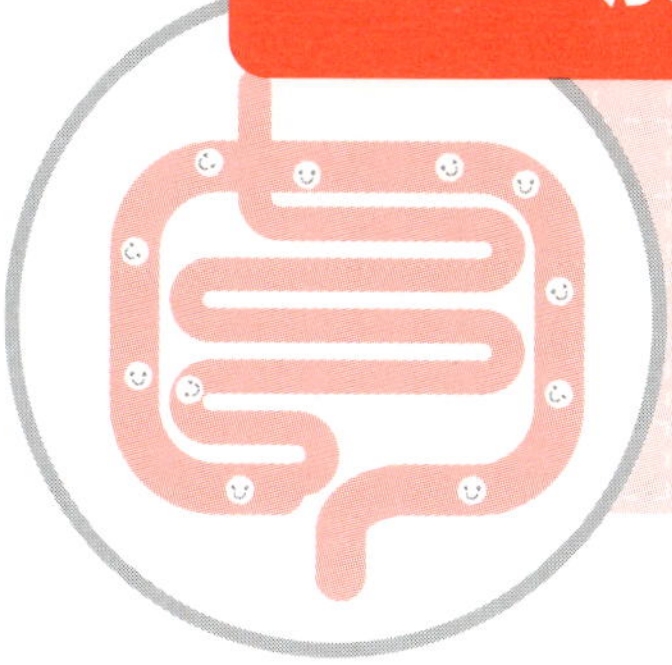

シンプルかつ最初の臓器。進化は腸から始まった!?

消化と排泄だけではない、腸の重要な役割とは

腸の仕事といえば、「うんちをつくるところ」と単純に考えていませんか？実は腸には、それ以外にも体を健康に保つために不可欠なさまざまな機能があるのです。

その一つが「消化作用」です。食べたものは、噛んで飲み込んだらおしまいではありません。胃と腸は、炭水化物をブドウ糖に、たんぱく質をアミノ酸に、脂肪を脂肪酸へと小さく分解してくれます。その分解した栄養分を吸収するのも、腸なのです。

たとえば、植物は地中に根っこを張って、土から栄養分を吸収します。私たちの体を植物にたとえると、根っこに相当するのが腸といえるでしょう。

人間が生きていくうえで必要な栄養素のほとんどは、小腸で吸収されます。もし、腸のはたらきが悪ければ、いくら体によいものを食べても、栄養素を体に十分に取り込むことができません。

また、腸が汚れていれば、その汚れも一緒に体内に吸収されて全身を巡り、血液やほかの器官まで汚染してしまいます。つまり、**腸内環境のコンディションは、全身の健康状態に大きくかかわってくる**のです。

腸には、消化・吸収・排泄以外にも、次のような重要な役割があります。

●免疫作用

腸は、「最大の免疫器官」とか「内なる外」とよくいわれます。それは、腸が体の内側にありながら、外界と直《じか》に接しているからです。

体内に侵入してくる細菌や有害物質が直接入ってくる場所であり、腸はそれらの異物をブロックして体を守る〝先鋒〟にならなければいけません。

そのため、腸には多くの免疫細胞が集中し、免疫防御機能を果たしているのです。この**腸管免疫の活性化にひと役買っているのが、腸内細菌**です。

ですから、**腸のトラブルは、自然治癒力や免疫力の低下のもとに**なるのです。放っておくと、老化や生活習慣病の原因

にもなりかねません。

腸をキレイに保つことが、健康維持のためにとても大切なことなのです。

●解毒作用

一般に、体内で解毒をつかさどるところといえば肝臓ですが、腸内細菌にも解毒作用があることがわかってきました。

体の入口で、有害物質をある程度ブロックするので、結果的に肝臓での解毒の負担軽減、解毒能力の向上にもつながります。

つまり、**腸のはたらきが悪くなって解毒能力が低下すると、肝臓が悪くなる**ということです。さらに、**肝臓の障害は、連鎖的に心臓や呼吸器系にも悪影響**を及ぼします。

生命活動を支える臓器は腸が進化してできた！

では、そのような重要な機能が腸にばかり集中しているのは、なぜでしょうか。

腸は発生学的には、最も原始的な器官です。生命の進化の歴史をたどると、イソギンチャクやヒドラなどの腔腸《こうちょう》動物に突き当たります。

彼らは、口と肛門も分かれておらず、入口から体内に入った食べ物を消化して入り口から排泄するという、腸を主体とした単純な構造の生き物です。

腸はその後、さまざまな臓器に進化しました。

栄養分を蓄える細胞が腸から分離して「肝臓」となり、血中の糖分を調整するホルモンを分泌する細胞が分離して「膵《すい》臓」をつくり、食物を一時貯蔵する場として腸の前部「胃」ができました。

また、酸素を吸収する細胞が「肺」になり、腸の入り口、つまり口にある神経細胞の集合が「脳」に進化したといわれています。

ですから**腸は、ほかのあらゆる臓器の源、生みの親**だといえます。腸が体の多くの器官や神経と密接にかかわっているのは、そのような進化の経緯があったからなのです。

「第二の脳」？　それほど賢い腸のはたらき

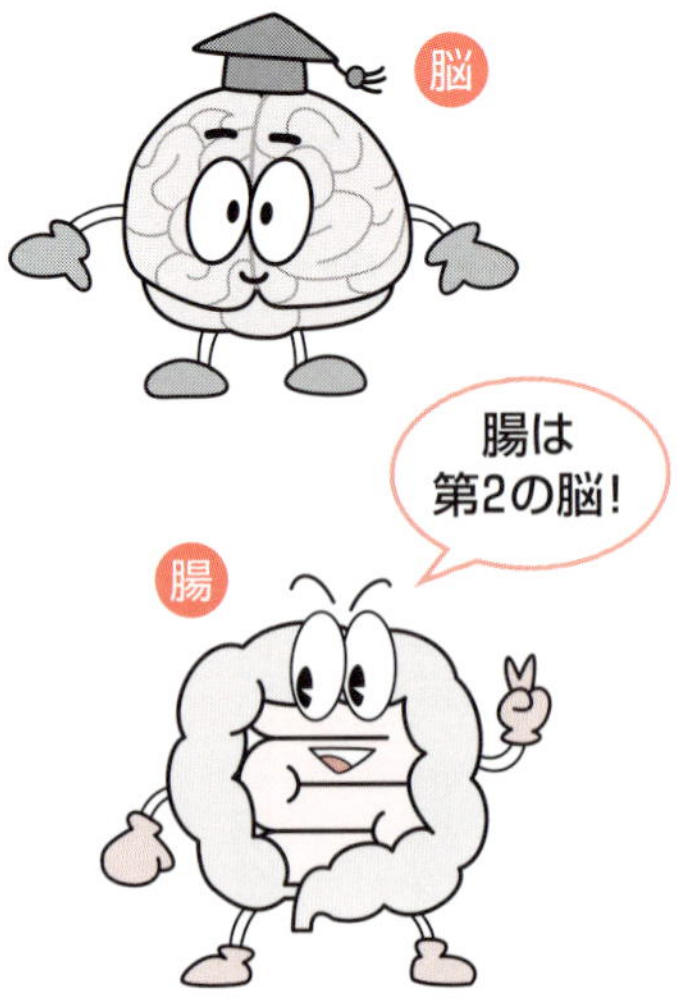

体内に侵入した有害物質を、腸がブロックして排除する役割をもつことを説明しましたが、腸の賢いところはそれだけではありません。

そのようなさまざまなはたらきを、腸は脳の指令がなくても、つまり脳の介入なしに自分の判断で行う能力をもっているのです。

状況に応じて解毒作業を行ったり、肝臓や膵臓などほかの器官に指令を出したりと、適切な処理方法を決定します。

これは、脳以外の臓器としては非常に珍しいことです。全身に麻酔をかけられても、脊髄《せきずい》を損傷して脳死の状態に陥っても、腸が正常に稼動し続けるのはそのためなのです。

腸のトラブルや病気は、この独自の判断能力を狂わせてしまいます。そうなれば当然、ほかの体内システムにも影響してきます。

腸は、この賢い機能のために「第二の脳」と呼ばれています。そもそも、脳と腸には密接な関係があり、「脳腸相関」という言葉があるほどです。

その特殊性が注目され、研究が進むにつれ、脳内の神経伝達物質であるセロトニンが腸にも存在していることがわかってきました。というより、全体の9割以上が腸内に集中していたというのです。

腸内では神経伝達物質としてはたらくほか、消化活動にも携わっており、たとえば満腹中枢を刺激して食欲を抑制するのも、セロトニンの機能の一つだといわれています。

そして、このような腸の免疫機能を促進させるはたらきをもつ陰の立役者が、120兆を超える腸内細菌です。

腸と腸内細菌とは結束して、私たちの健康を保つためにはたらき続けているのです。

さまざまな臓器は腸から進化した！

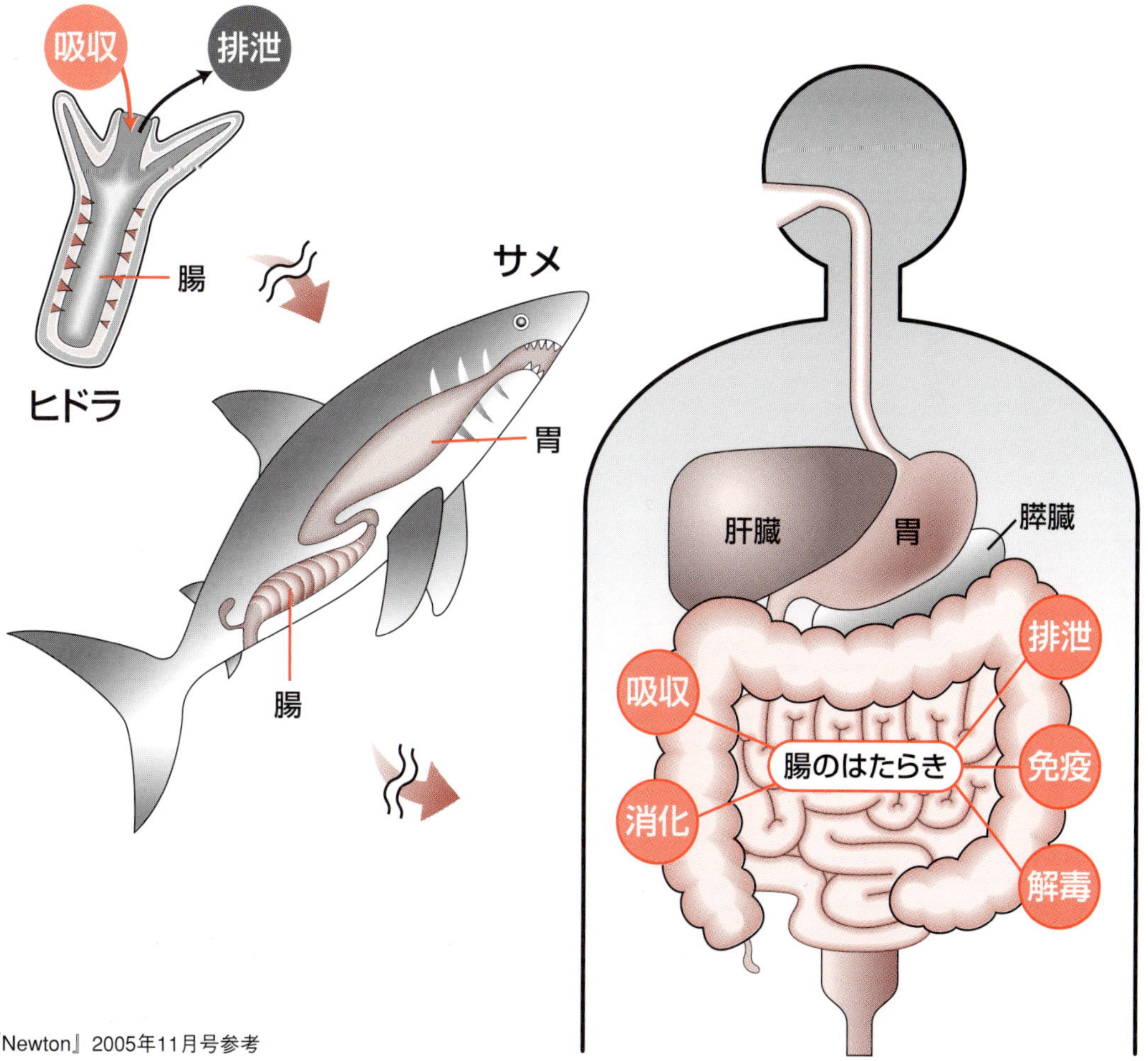

『Newton』2005年11月号参考

私たちの強い味方、「腸内細菌」ってナニ？

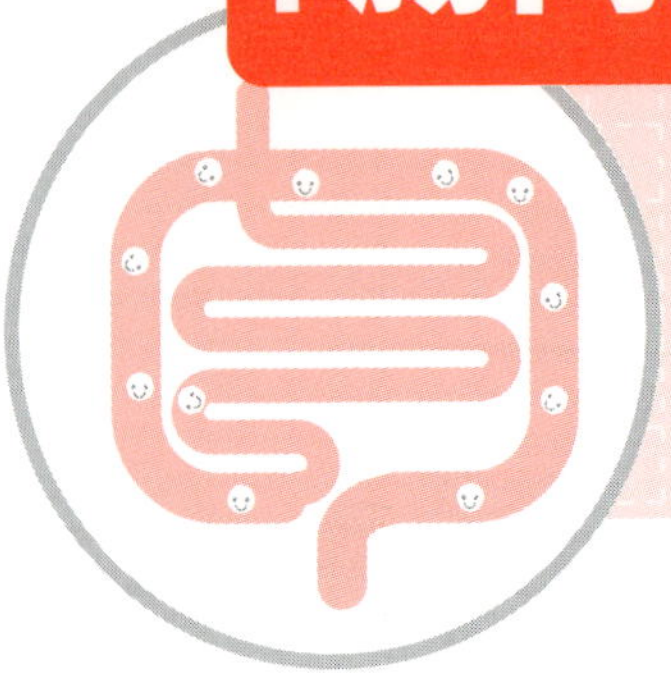

体重のうち1kg、数にして120兆個の腸内細菌で私たちの健康が決まる！

健康のカギを握る120兆個の微生物たち

私たちの腸の中には、膨大な数の細菌が棲みついています。

その数は100～120兆個、種類にして100～300種にも及びます。

それらは、すべてがごっちゃに入り混じっているわけではありません。仲間同士で群生する野草のように、棲み分けをしています。

同種ごとに、叢《そう》（「草むら」の意）のように寄り集まって腸内に定着していることから、その群れは「**腸内細菌叢**」または「**腸内細菌フローラ**（＝花畑）」と呼ばれます。

細菌ですから「空気のように軽いだろう」と思いがちですが、重量は1～1・5kgにもなるそうです。ですから、**私たちの体重のうち1kg強は腸内細菌の重さ**ということになります。

腸内細菌のはたらきは多岐にわたり、それは腸内だけにとどまりません。具体的には、次のようなものがあげられます。

①免疫力・自然治癒力を高める
②5000種類以上の体内酵素をつくり出す
③外界から侵入した細菌や毒素を腸内で排除する
④化学物質や発ガン性物質を分解する
⑤消化・吸収・代謝システムに携わる
⑥ビタミンをつくり出す
⑦抗生物質による副作用を抑える

体内酵素をつくってくれる腸内細菌は自分で育てる！

なかでも、**あらゆる生命活動の根源ともいえる体内酵素をつくることは、腸内細菌の重大な任務**です。というのも、**体内酵素の欠乏や消耗は、老化や病気に直結する**からです。体全体で、合わせて何種類ほどの酵素が存在するのかはっきりわかっていませんが、5000種類以上の酵素があると考えられています。

また、老化と腸内フローラには、強い相関関係があります。特に、腸内細菌の一つであるビフィズス菌の比率は、加齢とともに減少していくといわれます。

　ですから、**長寿を目指すのであれば、**よい腸相をつくるだけでは不十分。同時に**よい腸内細菌を育てていくこと**が必要になります。腸内細菌の環境は、私たち自身がつくり上げるものなのです。

　腸内フローラを構成する顔ぶれや存在比率は、人それぞれ固有のものです。Aさんがもっている腸内細菌が、Bさんの腸内にもいるとは限りません。

　しかし、スタートは誰もが同じ条件だったはず。出産直後の新生児の腸内は、ほぼ無菌状態だからです。

　この世に生を受けた瞬間から、細菌とのお付き合いは始まります。一日もたてば、赤ちゃんの便にはすでに多くの細菌が含まれているといいます。

　つまり、その人がそれまでどのような環境でどのように育ち、どのような食生活を送ってきたかによって、腸内フローラの全体像は変わってくるのです。

　いったん定まった腸内細菌のバランスは、病気のときなどを除けば大きく変わることはないといわれますが、ある程度の幅では日々変化しています。

　今現在、腸内細菌のバランスが悪く、本来の腸内細菌の役割が体内で発揮されていないとしても、生活習慣や食習慣を見直すことで、数日から数か月で腸内環境を整えていくことは十分可能なのです。

バランスを取りあう 善玉菌・悪玉菌と日和見菌

　腸内細菌は、その性質や機能によって、**善玉菌、悪玉菌、日和見《ひよりみ》菌という三つのグループ**に分けられます。

　善玉菌は有用菌ともいわれます。強い抗酸化酵素を含み、体を健康に保ってくれる、文字通り体に有益な菌です。**乳酸菌やビフィズス菌**などが、善玉菌の代表格です。

　反対に、悪玉菌は有害菌であり、ウェルシュ菌などがそれです。悪玉菌に含まれる強い酸化酵素は、未消化の肉類や乳製品などのたんぱく質を腐敗させて毒素を発生させ、免疫力の低下や老化を促進させます。

　善玉菌が増えると腸の調子がよくなるほか、免疫力が向上し、病気にかかりに

善玉菌と悪玉菌

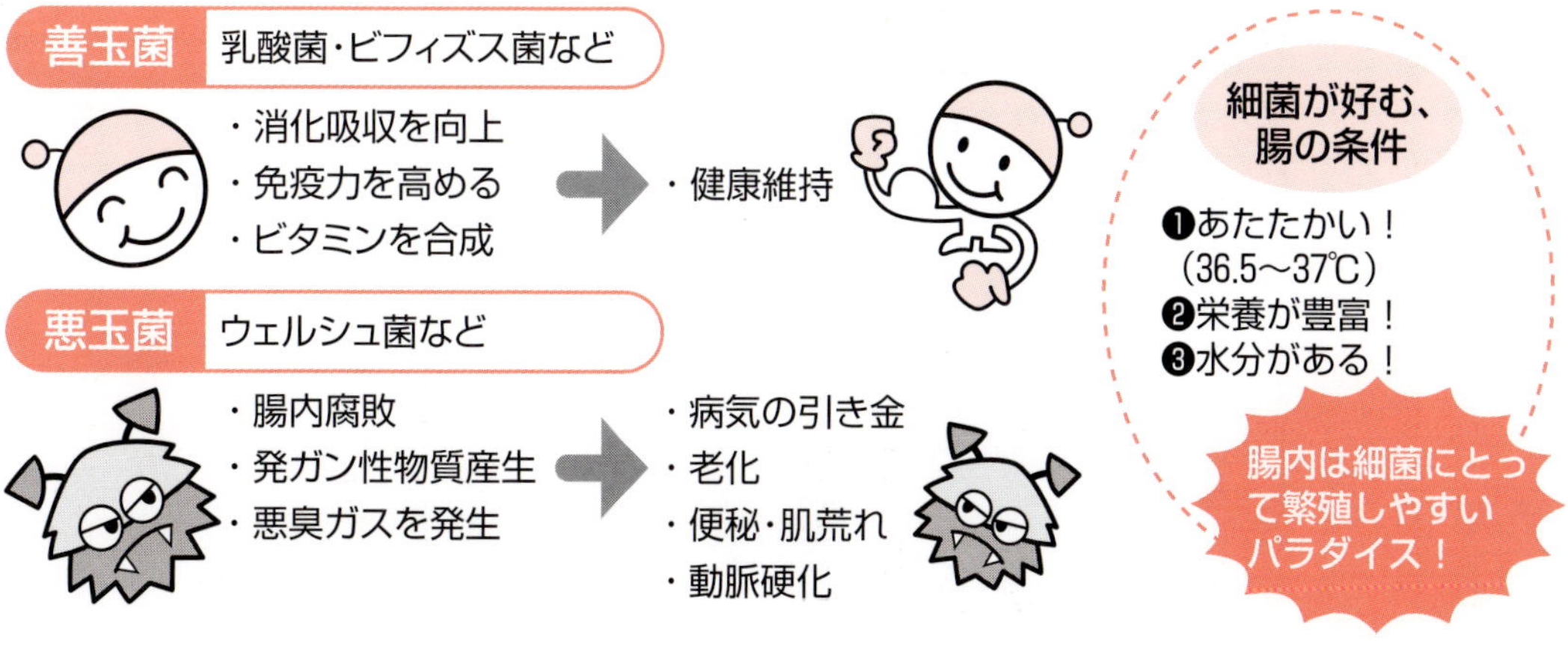

くくなるなど、多くのメリットがあります。逆に悪玉菌が優位な状態では、腸の調子が悪くなって悪臭ガスが発生し、肌や髪からツヤが失われるばかりか、生活習慣病のきっかけになることも少なくありません。

ここで誤解のないように述べますが、悪玉菌も決して不要なわけではありません。健康な人の腸内にも、悪玉菌は棲んでいます。悪玉菌には外敵菌から腸を守るという大切な役目があり、私たちの体に不可欠なものなのです。

悪玉菌は、そもそも弱い病原性しかもたないので、健康なときには免疫力で抑えていられるのですが、加齢による免疫力低下やストレスによるダメージが引き金となって、病原性を発揮するのです。

一方、有用とも有害ともつかないのが日和見菌、いわゆる大腸菌です。中間菌ともいわれ、中立的な立場なのですが、「日和見」という名前からもおわかりのように、有用菌が優位に立っていれば有用菌をサポートし、有害菌が優位に立っていれば自分も悪さをするなど、形勢次第でどちらにも転びます。

そして、実はこの日和見菌が、腸内細菌全体の大多数を占めています。**腸内細菌のバランスは、日和見菌の動静に大きく左右される**といえるのです。

したがって、よい腸内環境をつくるには、日和見菌を悪玉菌に転化させないよう努力しなければなりません。その決め手となるのは、生活習慣や食事の摂り方、良質な水、薬物の影響、ストレスなどさまざまです。

善玉菌をたくさん、悪玉菌を少なめにして、高い免疫力を保つことが理想なのです。

善玉菌が元気なイキイキ腸

❶分解された消化物をさらに分解
消化物は結腸のぜん動運動（便を送り出す腸の動き）で促されながら、少しずつ直腸に向かう。

❷消化物の水分を吸収して便をつくる
小腸から送り出された直後は液状だった消化物も、結腸を進むにつれて、半流動体→かゆ状→半かゆ状になり、最後に固形の便になる。

❸便は直腸を通って、ゴールの肛門へ
直腸に便が到達すると、自律神経がはたらき、便意を感じる。

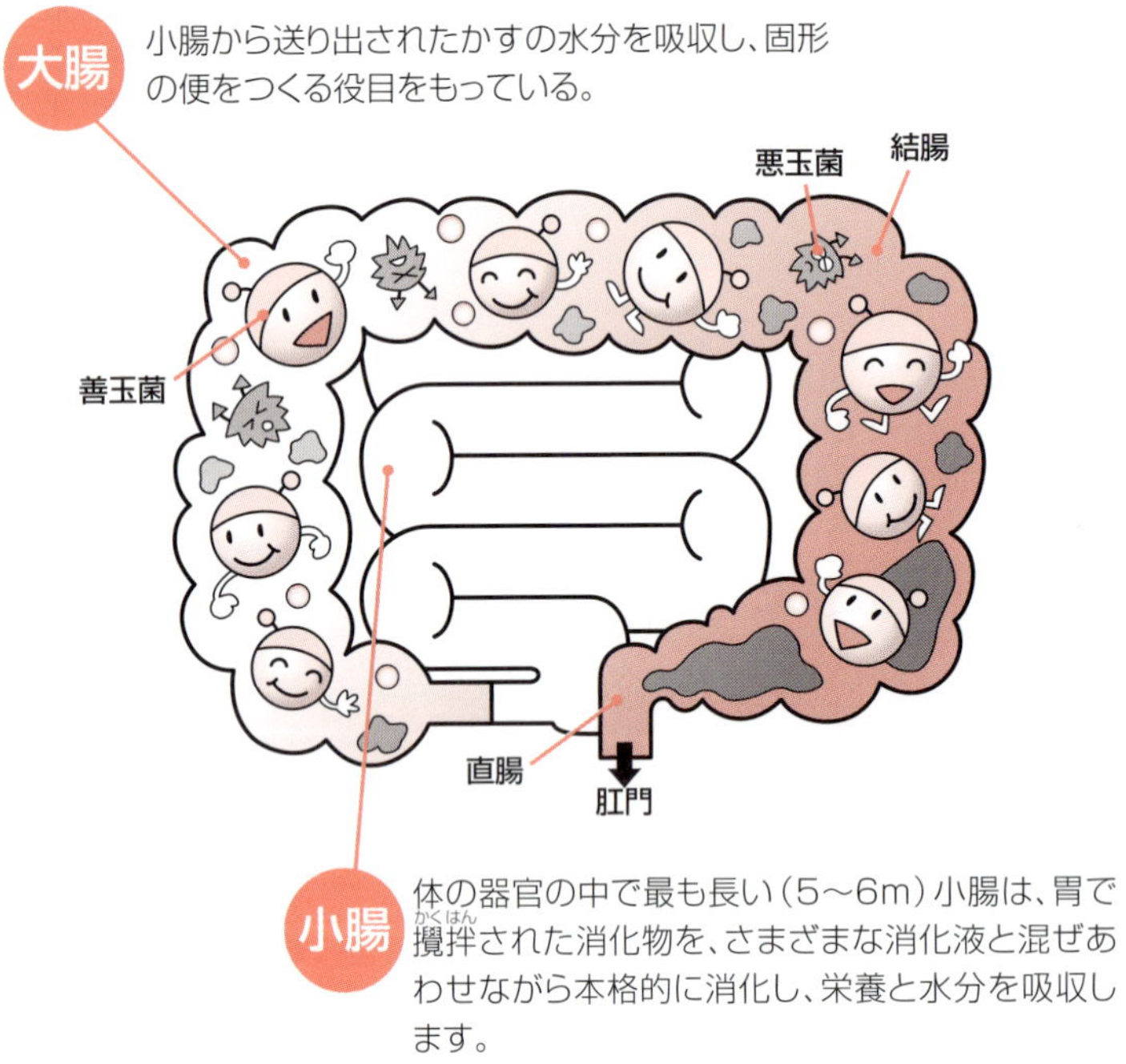
大腸
小腸から送り出されたかすの水分を吸収し、固形の便をつくる役目をもっている。
悪玉菌
結腸
善玉菌
直腸
肛門
小腸
体の器官の中で最も長い（5～6m）小腸は、胃で攪拌《かくはん》された消化物を、さまざまな消化液と混ぜあわせながら本格的に消化し、栄養と水分を吸収します。

体の60兆の細胞をイキイキさせるのは血液！

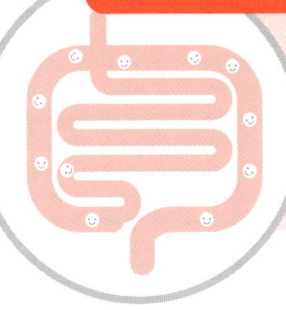

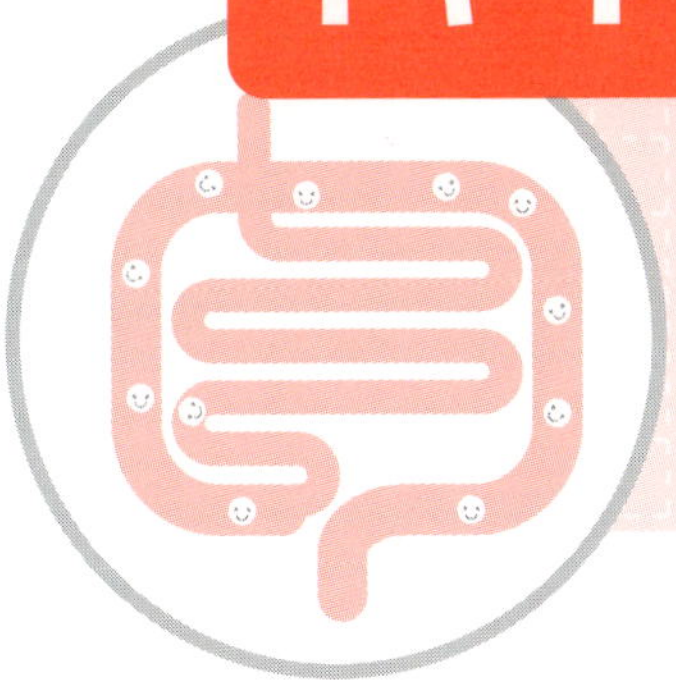

細胞は、よい血液を頼りに長生きする

サラサラ？　ドロドロ？ 病気の原因は血液の汚れにアリ

「サラサラな血液が若さや長生きの秘訣」という言葉を耳にしたことがあるでしょう。それほど血液の汚れに関心が高まったのは、ここ数年のようですが、漢方医学の世界では何千年も昔から、「血液の汚れがすべての病気の原点である」と考えられ、血液の流れが悪い状態を「於血《おけつ》」という概念でとらえています。

於血とは、簡単にいえば血液ドロドロのこと。汚れの正体は、主に尿酸や乳酸などの老廃物、コレステロールや中性脂肪などの余剰物です。

現代人は、血液の汚れが特に顕著だといわれます。その原因は、ストレスや運動不足、冷えなどさまざまですが、やはり一番の問題は食生活でしょう。

実は、**血液サラリラとドロドロの分かれ目には、腸内環境のよし悪しが大きくかかわっている**のです。

腸で吸収された栄養素は、血液に乗って体の末端まで行き渡り、全身の細胞に取り込まれます。そのとき、善玉菌が活発にはたらいて腸内をきれいに保っていれば問題ないのですが、腸内細菌のバランスが悪く、悪玉菌のほうが優勢になっていると腸内腐敗が起こり、毒素が発生します。そして、腸や肝臓で解毒しきれなかった毒素や有害物質も、栄養素と一緒に血液に溶け込んでしまいます。

心臓から押し出された血液が、体内を一周して戻ってくるまでの所要時間は、一分もかかりません。瞬《またた》く間に、腸内の汚れは全身に広がってしまうのです。

きれいな腸はきれいな血液の基本。ですから、サラサラな血液を取り戻す第一歩は、腸の健康をチェックすることから始まります。

60兆の細胞の生まれ変わりが若さと健康を保つ

血液の汚れは、血行を悪くします。つまり、血液の流れがとどこおると、栄養素だけでなく酸素も十分に行き渡らなくなります。さらに血液には、細胞に必要な物質を送り届けると同時に、不要になった老廃物を運び去り、それらを処理する腎臓や肺など適当な器官に受け渡すという重大な仕事があります。

　こうした作業がとどこおった状態では、個々の細胞が元気にイキイキ活動することができません。

　私たちの体は、約60兆個にも及ぶ小さな細胞の集合体です。では、細胞は何からできているのでしょうか。

　細胞の原料は、血液中の栄養分と酸素です。60兆個の細胞からできている人体ですが、その始まりは、卵子と精子が結合した、たった一つの細胞です。その細胞が、何度も何度も分裂を繰り返し、体をつくったのです。

　細胞分裂は、母親の血液中にあった栄養分と酸素が胎盤を通して胎児に供給されるからできるのです。胎児が生まれ、へその緒をとると、自分の力で腸から栄養を吸収し、泣き声をあげると肺から酸素を取り入れ始めるのです。

　生命の始まりのときから、細胞は絶えず新陳代謝を繰り返しています。たとえば小腸の細胞は3日、肌の細胞は28日、

血液の役割

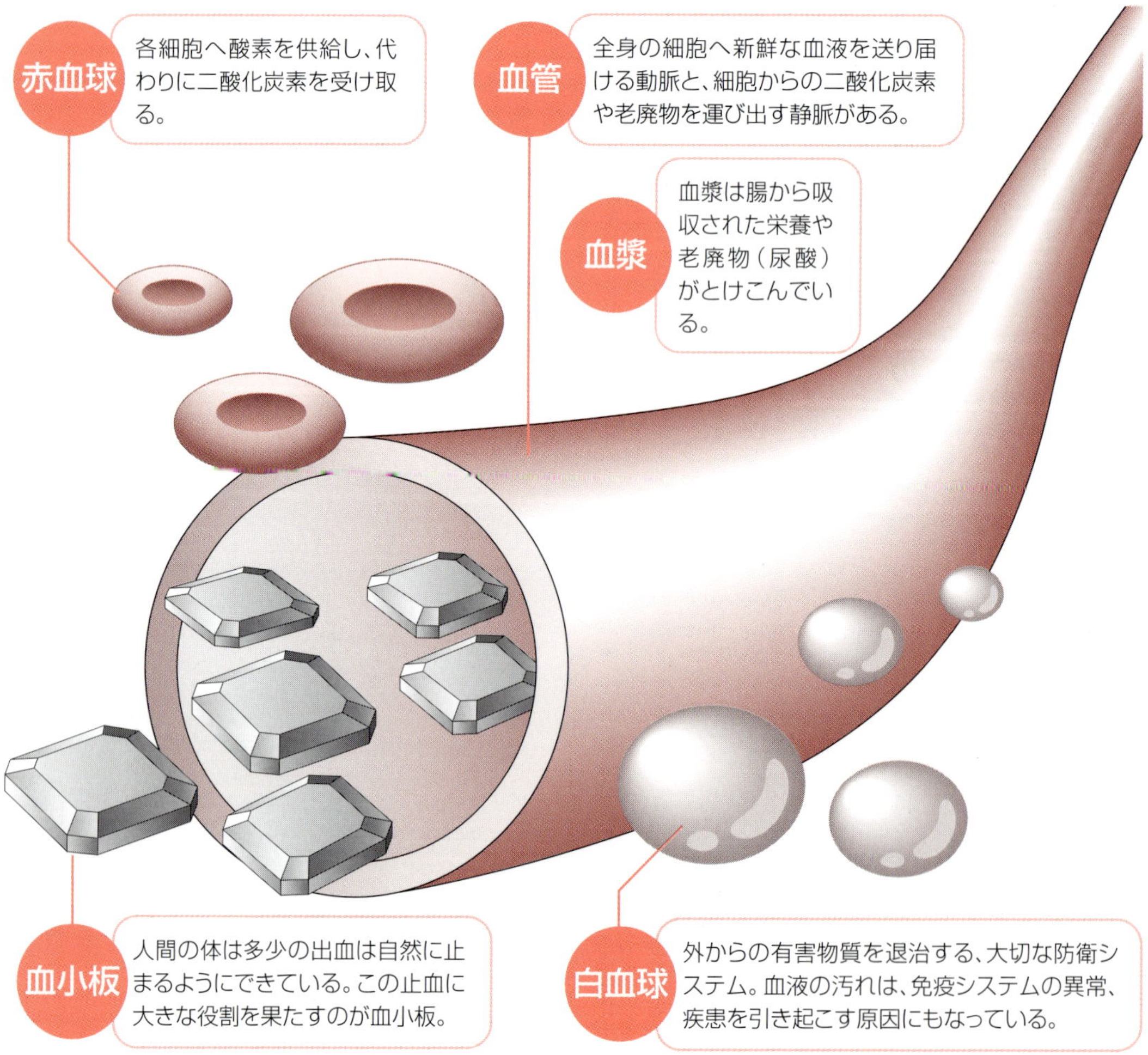
赤血球
各細胞へ酸素を供給し、代わりに二酸化炭素を受け取る。
血管
全身の細胞へ新鮮な血液を送り届ける動脈と、細胞からの二酸化炭素や老廃物を運び出す静脈がある。
血漿
血漿は腸から吸収された栄養や老廃物（尿酸）がとけこんでいる。
血小板
人間の体は多少の出血は自然に止まるようにできている。この止血に大きな役割を果たすのが血小板。
白血球
外からの有害物質を退治する、大切な防衛システム。血液の汚れは、免疫システムの異常、疾患を引き起こす原因にもなっている。

赤血球は120日で生まれ変わります。体全体で1日に約1兆個の細胞が生まれ変わっているといわれています。古い細胞が死に、新しい細胞に生まれ変わるというように、常に入れ替わりながら60兆個の細胞が正常にはたらくことで、体の若さや健康が保たれているわけです。

裏返せば、個々の細胞が本来の機能を発揮できずに元気を失ったり、細胞の代謝が途絶えると、私たちの体からみずみずしさが奪われ、体内の精巧なメカニズムが狂うことを意味します。それは、老化の促進やさまざまな病気の発症に直結する事態だといっていいでしょう。

細胞と血液と腸には重要な関係がある

血液は、赤血球・白血球・血小板という3種類の血球と、液体成分である血漿《けっしょう》からできています。体の60兆個の細胞は、この血液を頼りに生きています。

赤血球は酸素を運び、白血球は細胞を傷める毒やウイルスを退治し、血小板は細胞に血液を運ぶ血管の補修をし、血漿は栄養分を与えます。

血液に十分な栄養分や酸素がないと、細胞は正常な活動ができなくなります。また、毒やウイルスがあると、細胞はダメージを受けますし、血液が3分以上届かないと細胞は死んでしまいます。

血液の質が、体の一つひとつの細胞の状態や寿命を左右するといえるでしょう。

また、血液は細胞の再生（新陳代謝）にも大きな影響を与えます。細胞は、再生するときに血漿中の成分と元の細胞にあった物質を原料とします。血漿に十分な栄養がなかったり、元の細胞の老廃物や毒性成分がそのままだったりすると、元気な細胞へと再生できません。

ですから、全身の細胞をイキイキとさせ、細胞の再生をスムーズにさせるためには、血液の質を高めることが不可欠なのです。血液の質のキーポイントは、腸にあります。よい食品を食べてよい腸内細菌バランスを保つことが、よい血液をつくり出すのです。

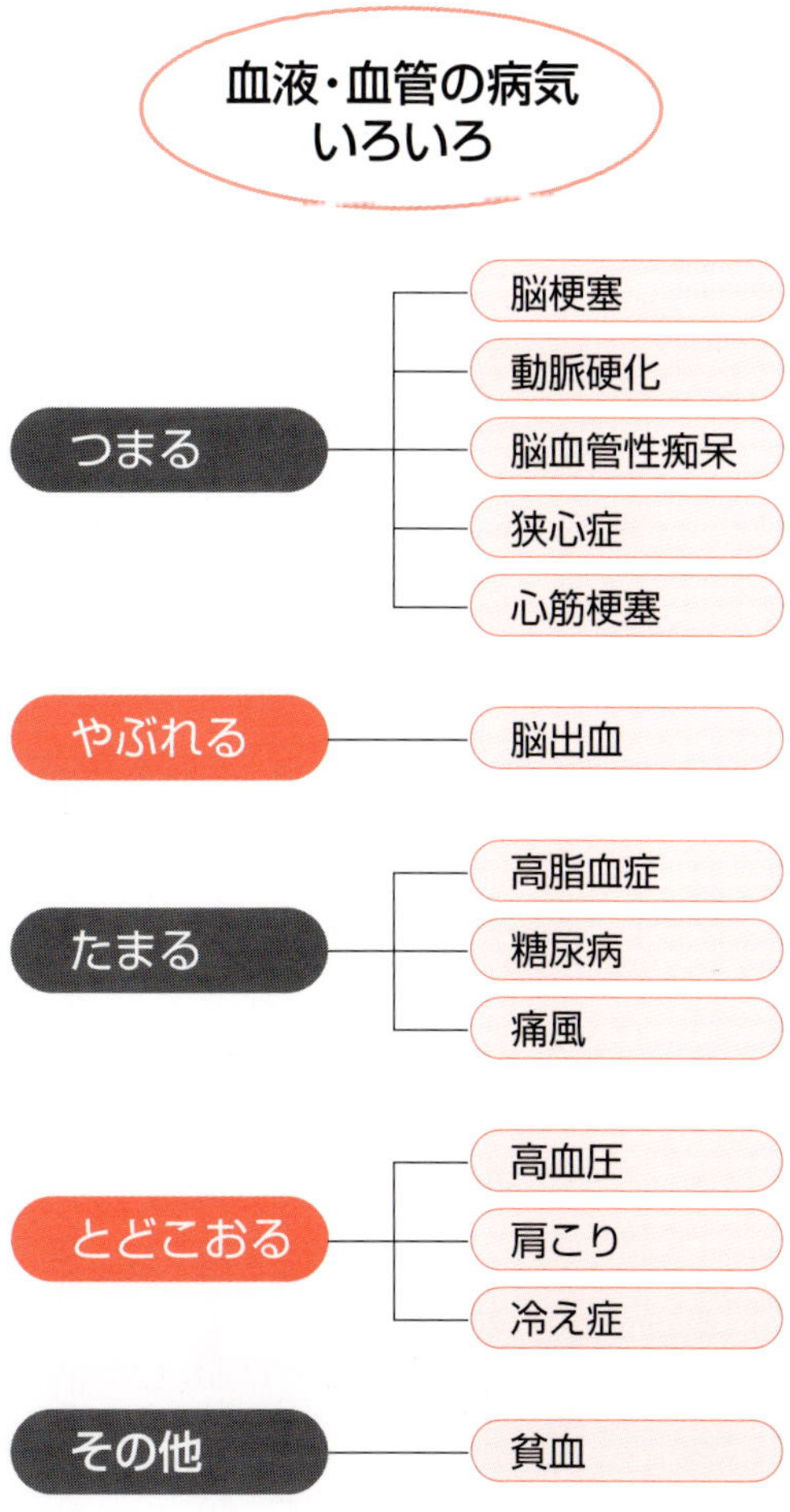

病気も老化も腸次第！ 腸内環境がカギを握る

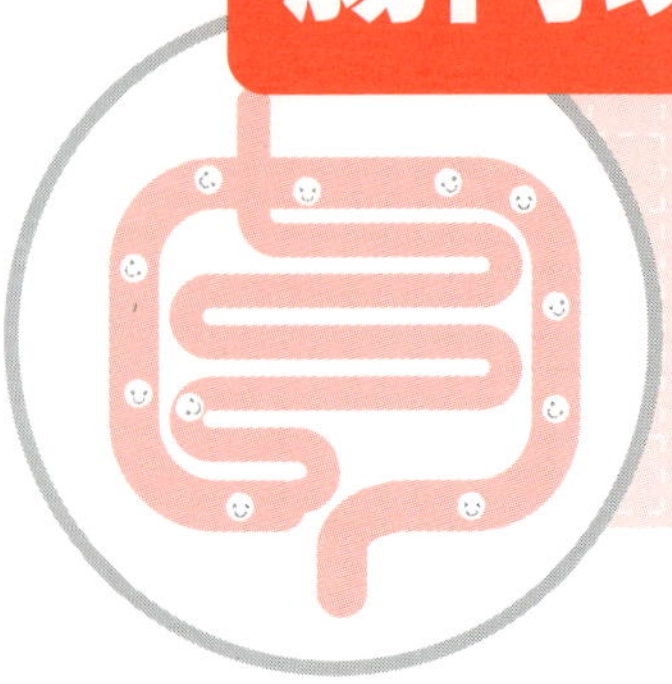

絶えず毒素を出し始めた腸は 体にさまざまなダメージを与える

腸内環境を悪化させる おおもとは動物性食品

お肌の調子や体重の変化には日頃から監視の目を光らせている人でも、自分の腸内環境まで意識している人は少ないでしょう。

確かに、体の不調は肌の状態に影響を与えますが、体の表面だけをいくらケアしても根本的な内面の改善にはならず、健康や長寿にはつながりません。

腸は、体に必要な栄養分を毛細血管を通じて全身に送り出すという、重要な役割を担っています。裏返せば、腸内に発生した毒素や有害物質は、血液に混じって体のあちこちに悪影響を及ぼすということです。

腸内環境の悪化は、腸内細菌のバランスが崩れることで起こります。腸内細菌は、私たちの体を正常に保つために、免疫力を高めたり酵素をつくっています。つまり、生命活動に不可欠な存在といっても過言ではありません。

では、何が**腸内細菌のアンバランス**を引き起こすのかというと、最も大きな要因は**動物性食品の過剰な摂取**です。それが、**悪玉菌の増殖**につながります。

悪玉菌は、動物性たんぱく質や脂肪が大好物。腸内にはびこった有害菌は、硫化水素、アンモニア、スカトール、インドールなどの毒素を産出します。

クローン病や潰瘍《かいよう》性大腸炎といった粘膜の病気を発症している患者さんに、ふだんの食習慣について尋ねると、ほとんどの人に牛乳、チーズ、ヨーグルトなどの乳製品の摂りすぎが見受けられます。

また、近年日本でも顕著な大腸ガンの急増の原因が、欧米化した食生活であると指摘されています。

動物食が多いと、どうしても脂肪を摂りすぎ、食物繊維が不足します。その過剰な脂肪を消化吸収するためには、多量の**胆汁酸**が必要になります。胆汁酸は肝臓で生合成されたあと（一次胆汁酸）、腸内の細菌と作用すると二次胆汁酸に変化することがわかっています。

前者は無害なのですが、後者には発ガン性物質が含まれると考えられています。

腸は若さや健康の源！

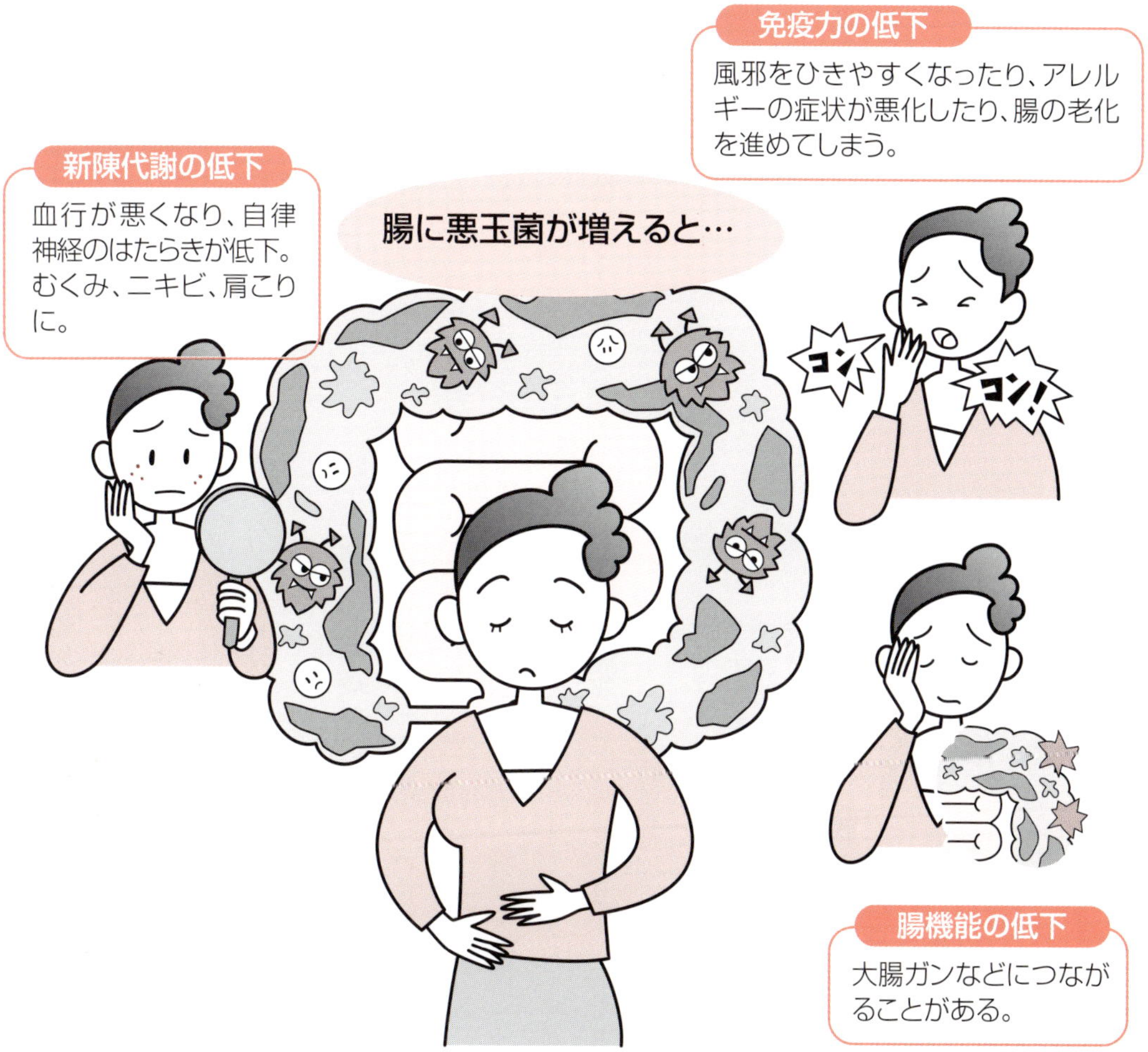
免疫力の低下
風邪をひきやすくなったり、アレルギーの症状が悪化したり、腸の老化を進めてしまう。
新陳代謝の低下
血行が悪くなり、自律神経のはたらきが低下。むくみ、ニキビ、肩こりに。
腸に悪玉菌が増えると…
コン
コン！
腸機能の低下
大腸ガンなどにつながることがある。

食物繊維には、腸内で発生する発ガン性物質を吸いとるはたらきや便通をよくして発ガン性物質が腸粘膜と接触する時間を短くする効果があります。食物繊維が不足すると便秘を起こし、腸内には宿便が生じます。

「便秘なんて大したことない」と思うかもしれませんが、宿便は悪臭とともに毒素を発生させ、肝機能低下や免疫力低下を引き起こすばかりでなく、老化の原因の一つである活性酸素を多量に発生させますから、体に及ぼす悪影響は甚大なのです。

つくりたくないシワやシミ……老化は腸から始まる！

私たちの肌や視力、歯茎などは、年齢を重ねるとともに老化していきます。腸もまた同じです。

腸年齢の基準となるのは**腸内細菌のバランス**ですが、年をとるにしたがってそのバランスが徐々に崩れ、悪玉菌が増加し始めます。腸の老化の始まりです。60歳になる頃には、善玉菌は極端に少なくなってしまいます。

腸の老化が進むと、肌のハリやツヤが失われたり、シワやシミが目立つようになるなど、見た目にも老けてきます。また、疲れやすくなったり、たっぷり休息をとっても疲れがとれなかったり、体調を崩しやすくなります。生活習慣病の発症にもつながります。

ところが現代人には、まだ若いのにもかかわらず、常に悪玉菌が優位の状態が続いて、腸の老化が進んでいる人が多いのです。というのも、**腸は非常にデリケートな器官で、生活習慣やストレスの影響をもろに受ける**からです。

そのため、現代のようなストレス社会では、実年齢よりも腸だけがうんと老けているということも珍しくありません。

老化はまず腸から始まるのです。いつまでも若々しくいるためには、まず腸の中を若返らせる必要があります。

腸内毒素に誘発された活性酸素が細胞を傷つけていく

悪玉菌が増加すると、腸の老化が進行するのと同時に免疫力が低下するほか、**腸内腐敗が進んで毒素が発生**します。毒素の正体は主に、硫化水素、アンモニア、スカトール、インドール、アミン類などの悪臭を伴う有毒ガスです。

それらは火山からの噴出ガスの成分に等しいといいますから、どれほど危険な毒素であるかおわかりでしょう。これらが腸内にたまることで、活性酸素が誘発されます。

活性酸素はそもそも、毒素を防御する目的でつくられるのですが、増えすぎると逆に細胞をサビつかせたり傷つけたりするのです。活性酸素が「もろ刃の剣」といわれるのもそのためです。

もし、**腸細胞の遺伝子が損傷すれば**、細胞が変異を起こします。そしてひいては、**ポリープやガン細胞へと発展**していくと考えられています。

恐ろしいのは、これが腸内にとどまらない点です。毒素が腸壁から出て全身に広がるところを想像してみてください。全身を巡る間に、あちこちに毒素をばらまいて活性酸素を発生させ、細胞を傷めるということが繰り返されるのです。

最終的には、毒素は肝臓で解毒処理されますが、便秘が慢性化するなどして免疫力や肝機能が低下すれば、血液の汚染や血流の悪化、新陳代謝の低下と、芋づる式に悪くなっていきます。

正しい食事と排泄を習慣づけることが、腸内環境をよくするだけでなく、腸の老化や病気の発症を抑えるための基本なのです。

健康の秘けつは…

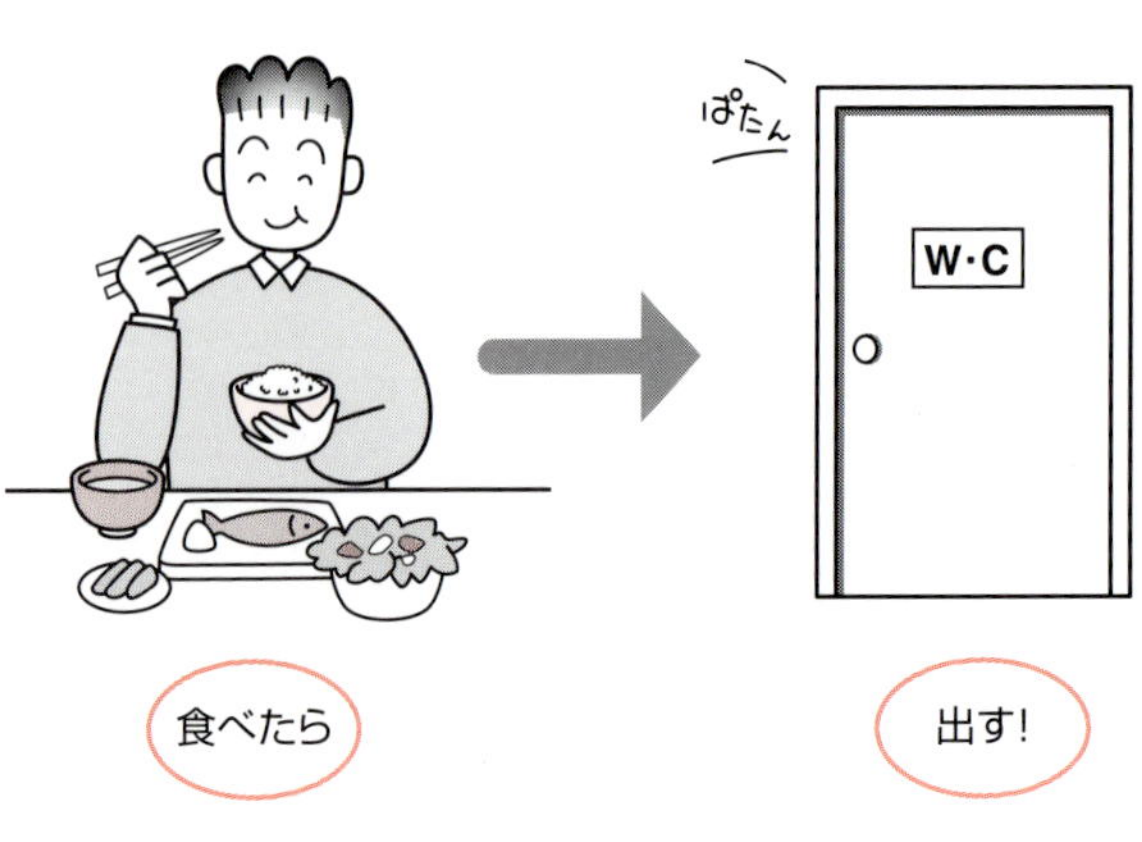

長生きと健康を左右する体内酵素を増やすには

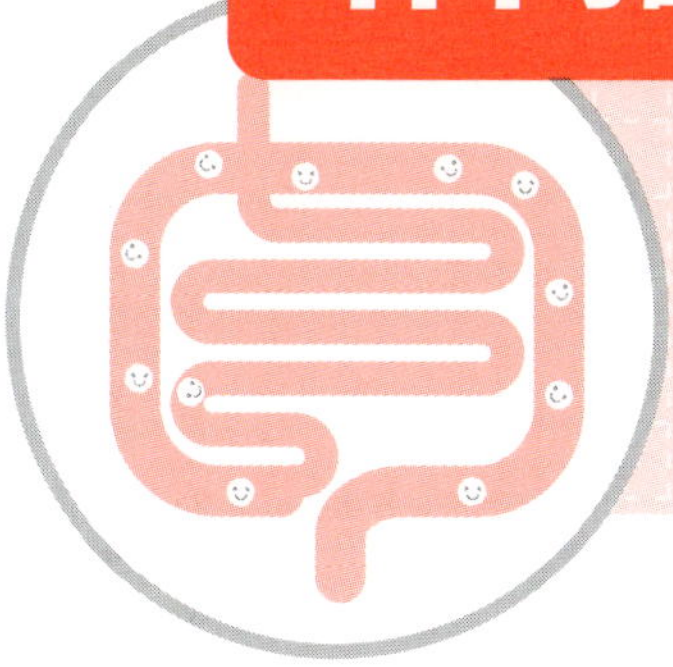

呼吸や消化、排泄、老化の防止に必要な酵素（エンザイム）を増やす方法

体内酵素がなくなったときが寿命の尽きるとき

呼吸や体温が常に安定していたり、食べたものが消化されて食べカスとなって排泄されたり、傷口が自然に治ることは、一見当たり前のように思えます。

しかし、無意識のうちに行われるそれらの生命活動はみな、体内酵素のはたらきによって支えられているのです。

このように、体の基本的機能が一定に保たれるというのは、生命の必須要件の一つで、これを恒常性（ホメオスターシス）といいます。**生命のあらゆる営みは、酵素なしには成り立たない**のです。

酵素（エンザイム）とは、生命の維持や活動に不可欠な触媒機能を備えたたんぱく質の一種です。動物・植物を問わず、あらゆる生物に存在し、その内部で起こるすべての化学反応を触媒するものです。

通常であれば、高温・高圧といった特殊な条件の下で非常に長い時間を要するはずの化学反応を、体内酵素は私たちの体内で、わずか36〜37度の環境で瞬く間にやってのけるのです。

しかも自分自身の性質はいっさい変えないのですから、その能力は驚くべきものですが、医学的にも科学的にも、まだ解明されていない部分が多いのです。

たとえば、一つの酵素には一種類の作用しかなく、鍵と鍵穴のような関係であることはわかっていますが、体全体でどのくらいの種類の酵素が存在するのかは、はっきりはわかっていません。

体内酵素は生命活動の基盤といえます。ですから、**体内酵素を十分に確保しておくことが、健康や寿命を左右するカギ**となるのです。

しかし、困ったことに体内酵素は使えば減り、また、加齢によっても減少します。幼児の体内には、老人の１００倍にも相当する酵素があるといわれています。

かつては、酵素は食物から摂り入れるたんぱく質を材料に、体内で無限につくられると考えられていましたが、実は**一生の間に体内でつくられる酵素の量には限りがあった**のです。

体内酵素が少なくなると、老化が早ま

ったり、病気にかかりやすくなります。そうならないためには、体内酵素を効果的に補給する一方で、なるべく消耗しないようにしなければなりません。

消化と解毒で体内酵素をムダに浪費する現代人

では、体内酵素はどのようなことに使われ、消耗するのでしょうか。大きく分けると、

①体の恒常性・自然治癒力の維持
②食物の消化吸収
③体内に侵入・発生した毒素の解毒

が主な使いみちといえます。

最も基本的な機能が①です。細胞の再生や修復をしたり、神経系やホルモン系、免疫系のバランスを調整するのに、体内酵素を使うからです。

ですから、**余計なストレスをため込んだり、不用意に体にムリを強いるのは、体内酵素のムダ遣い**につながるでしょう。

また、食べたものを消化してその栄養分を分解し、体に吸収するためには、体内酵素を消化酵素として使います。

たとえば、唾液にはでんぷん質を分解するアミラーゼが、胃液や膵《すい》液にはたんぱく質を分解するペプシンやペプチターゼが、膵液には脂肪を分解するリパーゼが含まれています。

食べる量が多ければ当然、それだけ大量の消化酵素が必要です。むやみに**暴飲暴食を続ければ、大切な体内酵素を浪費すること**になります。

食べるものの質や、よく噛んでいるかどうかも無関係ではありません。また、不規則な食生活も消化酵素の負担を増やしますから、夜遅く寝る前に食べるのもよくありません。

食事時にアルコールやコーヒー、タバコなどの嗜好品を摂ると、それらの解毒のために酵素が使われてしまいますので、消化吸収は悪くなります。さらに、現代社会は、体内で活性酸素を発生させる有害物質に満ちており、それらを解毒するためにも体内酵素を大量に消費します。

食品添加物、医薬品、農薬などの化学物質、環境汚染、家電製品から発せられる電磁波、紫外線、ストレスなどがその代表ですが、もはや私たちの生活と切っても切り離せないものばかりで、断ち切るには限界があるでしょう。

たとえ外的な要因から発生する活性酸素を防ぐことができても、生きている限り避けられない活性酸素があります。それは、体細胞の中のミトコンドリアがエネルギーを生み出す際に発生する、「**スーパーオキサイドラジカル**」です。

ですから、これを解毒する作用をもつ「**スーパーオキサイドディスムターゼ（SOD）**」は、特に欠かすことのできない体内酵素の一つですが、**SODは中年以降、急激に減少**し始めます。すると、軽い症状の病気でもこじれやすくなり、重い生活習慣病を引き起こす可能性が大きいといわれています。

生の生鮮食品や発酵食品で体内酵素を増やしていこう

では、酵素を補給するにはどうしたらいいのでしょう。

それには、**加熱していない生の生鮮食**

ドクター新谷式体内酵素方程式

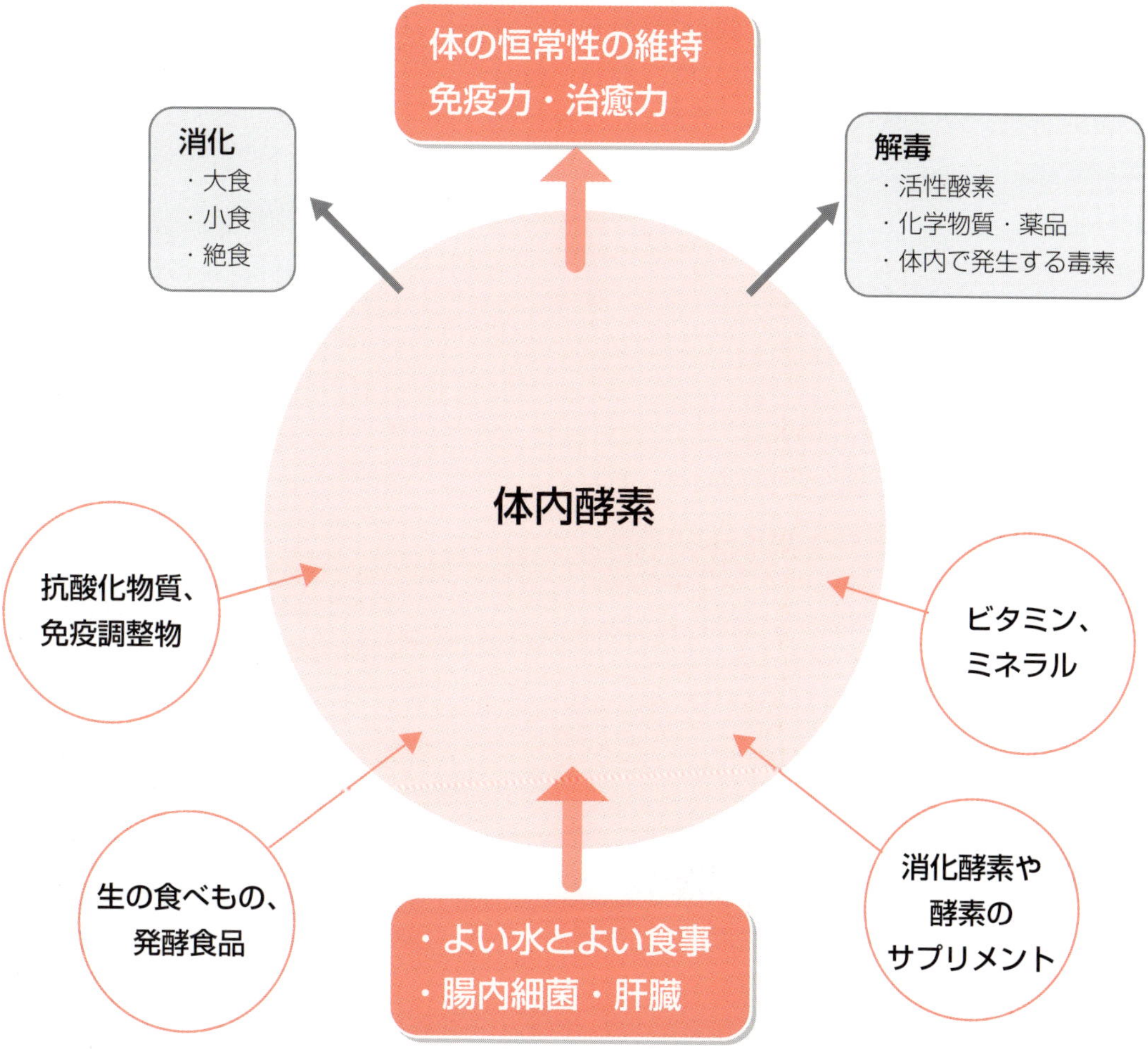

品（野菜・果物・魚介類など）や、発酵食品を摂るのが効果的です。ただし、くれぐれも、農薬や食品添加物を使用していないものに限ります。**ビール酵母や玄米発酵食品、エンザイムのサプリメントから酵素を補給**するのもいいでしょう。

また、**腸内細菌が体内酵素をつくる作業を促進させるためには、乳酸菌生成エキス**などが有効です。

そのほか、酵素のはたらきを補い、体内酵素が効率よく機能を発揮するよう手助けをするのが、ビタミンとミネラルなど、補酵素といわれる栄養素です。

これらは、**精製されていない穀物、野菜、果物、海藻類からも補給できます。**

さらに、体内酵素の消耗を軽減する効果をもつのが、**免疫調整物質（発酵古代米、アラビノキシラン、キチン・キトサンなど）**や**抗酸化物質（チャガ、アスタキサンチン、イチョウ葉エキスなど）**です。

これら体内酵素の〝味方〟をしてくれるサプリメントを、できるだけ1、2種は摂るように心がけましょう。

腸をサポート！　さまざまな発酵食品

人類は、大昔から食品を長期間保存するためにさまざまな知恵を絞ってきました。乾燥、塩蔵、燻製のほか、葉っぱの抗菌効果を利用した柿の葉寿司や笹寿司、ちまき、笹だんごや、灰の中に埋もれていた卵が始まりだというピータンのように、灰に埋めるというのも保存手段の一つです。

しかし、もっとも偉大な発見は、発酵による保存法だといっていいでしょう。特に日本人にとって、発酵食品は古くから食卓の彩りに欠かせない、なじみ深いものだったはずです。ぬか漬け、納豆、味噌、しょうゆ、鰹節など、どれも和食の味の基本というべきものばかりです。

最近は、ヨーグルトが発酵食品の代名詞のようになっていますが、日本人がヨーグルトを食べるようになったのは、まだ最近のことです。世界的に見れば、発酵乳と人間の付き合いは、人間が草食動物を飼いならすようになったときから始まっており、旧約聖書にも発酵乳が登場しているとか。

発酵乳文化は世界各地に見られますが、現在のようにヨーグルトが世界中で食べられるようになったのは、20世紀初頭、ロシアのノーベル賞生物学者メチニコフが唱えた「ヨーグルト不老長寿説」に端を発しているといわれます。

その趣旨は、「ブルガリアを中心とするバルカン半島に100歳を超える長寿の人が多いのは、彼らがヨーグルトを大量に食べるのを習慣としているからである」というものでした。ヨーグルトを食べることで、腸内で増殖した乳酸菌が、老化のもととなる腸内腐敗菌を抑制し、それが長生きにつながるというのです。

のちに、ヨーグルトの乳酸菌は腸内に定住しないことが判明したのですが、これが乳酸菌や腸内細菌の研究を飛躍的に進展させるきっかけとなったことには違いありません。

その結果、次々と新種の乳酸菌が発見され、いろいろな機能をもつ乳酸菌食品が出回るようになったのです。ヨーグルトや乳酸菌飲料のほか、乳酸菌を胃酸や熱から守って腸まで確実に届ける工夫がされた乳酸菌製剤などがよく知られていますね。

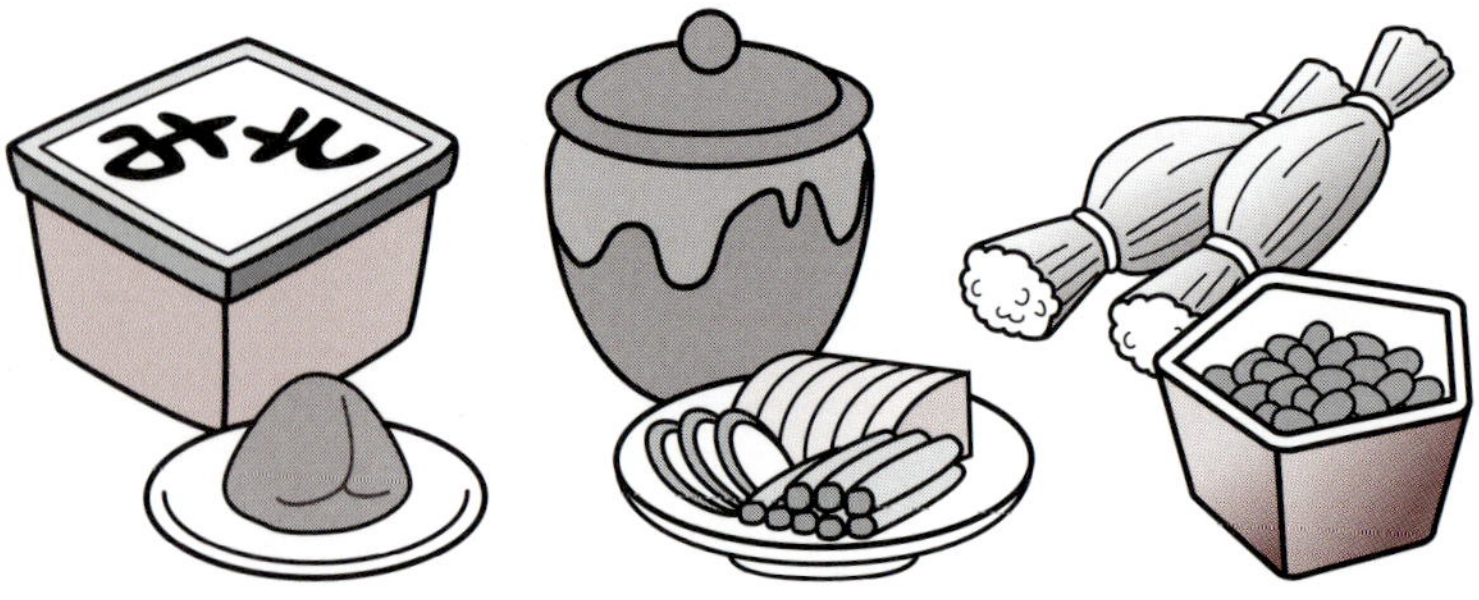

PART
3

腸の強い味方、乳酸菌とは?

私たちが病気にならず、若く、健康でいるためのカギを握る腸。そこに棲んでいるのが善玉菌です。その善玉菌が少ないおなかだと、消化吸収力のダウン、腸内腐敗の進行、免疫力が低下したり病原菌に感染しやすくなるなど、老化や病気のもとになってしまいます。

PART 3では、私たちのおなかのなかで活躍する乳酸菌の、意外と知られていないはたらきと、各分野の先生方による最新の乳酸菌研究でわかった、乳酸菌の驚くべき力をご紹介します。

免疫システムのはたらきを高め、腸内腐敗を抑え、ポリープや大腸ガンにも効果的な乳酸菌を、あなたも味方にしてください。

おなかの乳酸菌は、あなただけの乳酸菌！

私たちの強い味方、乳酸菌はこんなに身近！　どんどん増やそう

「乳酸菌」は菌の名前ではない？腸などに棲み、共生する乳酸菌

多くの人が「体にいい菌といえば乳酸菌、乳酸菌といえばヨーグルト」と思っているのではないでしょうか。

善玉菌のなかでも最も重要なはたらきをする**「乳酸菌」**は、誰でも知っているでしょう。

でも、実際に「乳酸菌」という菌が存在すると思っていませんか？

乳酸菌とは、糖質から乳酸を多量につくり出す細菌の総称ですから、乳酸菌という固有の菌があるわけではないのです。

乳酸菌と呼ばれるものには、菌種や菌株によっていろいろな種類の乳酸菌があり、そのはたらきもそれぞれ異なります。

現在、約２００種の乳酸菌があるとされていますが、続々と新たな乳酸菌が発見されています。

そのため、分類の方法もさまざまですが、たとえば菌の形状によって棒状の乳酸桿《かん》菌と球状の乳酸球菌の２種類に分けられます。

桿菌の代表選手はビフィズス菌やラクトバチルス菌、球菌ではエンテロコッカス菌などがよく知られています。

乳酸菌は、何かと共生してその効用を発揮します。ヨーグルト、味噌、醤油、ぬか漬け、キムチなどの発酵食品をつくるには乳酸菌が欠かせません。同じように、人間も体内に乳酸菌をもっています。

というより、もともと地球では微生物のほうが先輩です。人間は、微生物の海の中で生きている、といってもいいかもしれません。

食品の発酵を助ける乳酸菌と私たちの腸の中に棲む乳酸菌とでは、やはり種類が違います。

さらに、個人によっても腸管のはたらきや食習慣の違いにより、乳酸菌の種類や量は異なります。

主要な善玉菌である乳酸菌を多くもっておくことは、健康維持に欠かせません。健康で長生きの人が多く住む、いわゆる「長寿村」では、住民はみな平均して乳酸菌を多くもっているという話は有名です。

人の体内に棲む乳酸菌は、侵入する異物や有害物質をブロックし、恒常性を保つ役割を果たします。

宿主である人間と共存して健康維持に貢献してくれることから、予防医学の分野では、体内の善玉菌（乳酸菌）を増やして腸内環境をよくすることで病気を防ぐことがクローズアップされています。

同じ乳酸菌でも、種類によって棲む場所が異なります。

テレビコマーシャルなどでよく聞くビフィズス菌なら大腸に生息し、一方で小腸のみではたらく菌もあるわけです。

ほかにも、たとえば女性の膣内には、デーデルライン桿菌と呼ばれる乳酸菌の集団が生息し、ばい菌の侵入を防ぐために膣内を酸性に保っています。

乳酸菌の旅は険しい試練の連続！生き残れるか、定住できるか

体内での行動能力にも種類ごとに差があり、大きく分けると、生きたまま腸まで届くものと、胃酸や胆汁などにやられて腸の手前で死滅してしまうものの2種類があります。

生きて腸内に到達できるものは、腸内の善玉菌を増やすのに威力を発揮すると

乳酸菌群の種類（約200種類）

桿　菌

ラクトバチルス――アシドフィルス
カゼイ
ブレビス
ブルガリクス
プランタラム　など

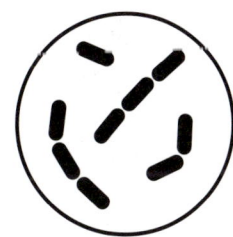

約82種

ビフィドバクテリウム
（ビフィズス菌）――ビフィダム
ロンガム
ブレーベ
インファンティス　など

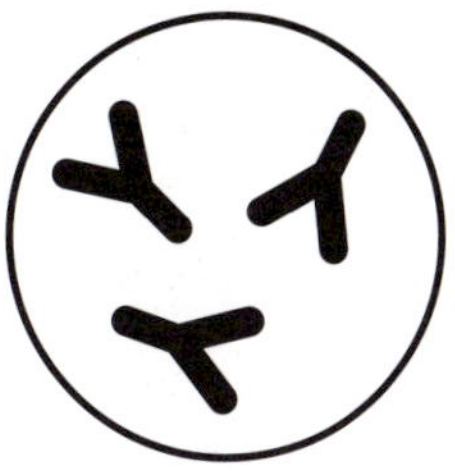

約33種

球　菌

ストレプトコッカス――サーモフィルスなど53種
ラクトコッカス――ラクチス
クレモリスなど８種
エンテロコッカス――フェーカリスなど25種
ロイコノストック――メセンテロイデスなど12種
ペディオコッカス　７種

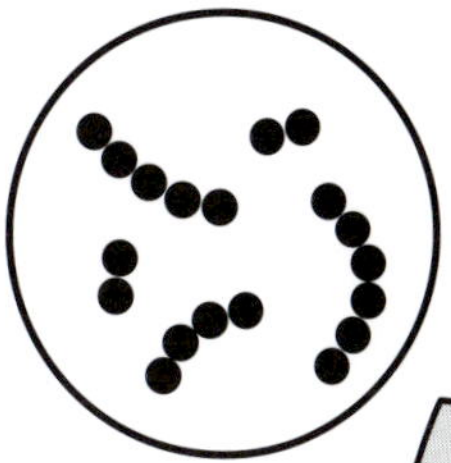

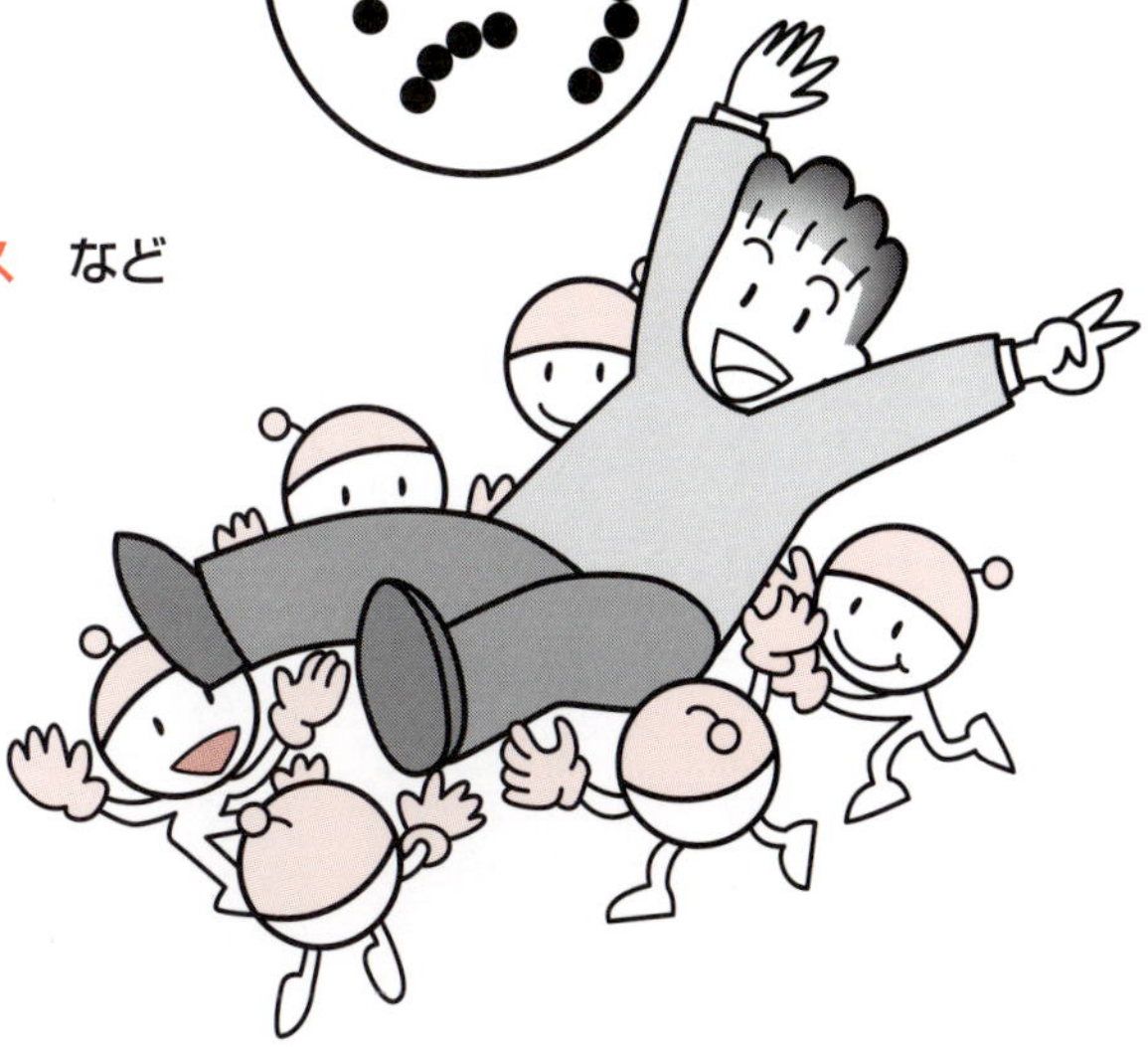

※ビフィズス菌は、分類の定義上「乳酸菌群」ではありませんが、慣用的に「乳酸菌」に含まれるものとして表記しました。
赤字は生きたまま腸内に到達できる乳酸菌。

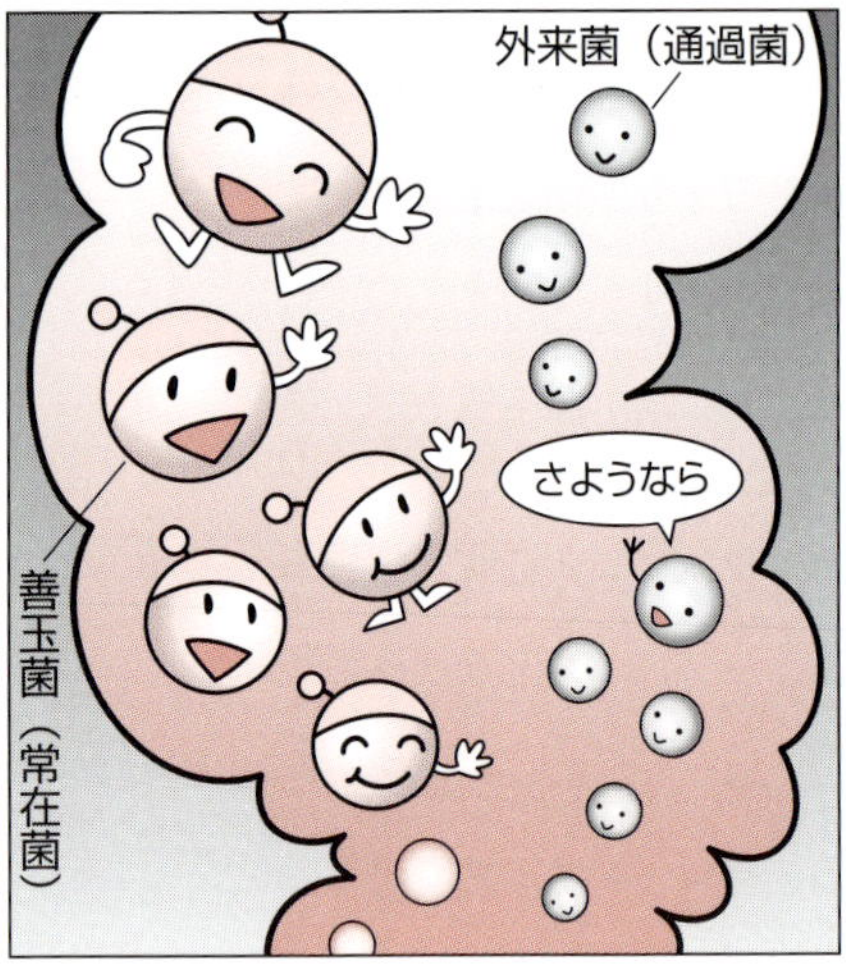

ともに、悪玉菌退治も買って出ます。

しかし、これはごく少数派なのです。口から摂取する乳酸菌の、約99％までが、腸にたどり着かないまま死滅するといわれています。

めでたく腸までたどり着いたからといって、そう甘くはありません。腸内に一定期間滞在して、そのまま棲みつけるとは限らないのです。

なぜなら、腸には、体と相性のよくない菌を排除する「免疫反応」があるからです。そのため、便と一緒に、外に排出されてしまいます。

このことから、もともと腸内に定住している菌を「常在菌（定住菌）」、一定期間を過ぎると出て行ってしまう菌を「外来菌（通過菌）」と呼んで、区別しています。

私たちの強い味方！腸内の乳酸菌を増やすには？

ヨーグルトが、「毎日食べないと効果が出ない」といわれるのはそのためです。

ヨーグルトや乳酸菌飲料に含まれている乳酸菌には、次のような弱点があるからです。

①胃酸や胆汁酸に殺されてしまう

②無酸素状態の腸内で生きていられるのは嫌気性（酸素を嫌う）の菌に限られるため、酸素に触れた状態で育った乳酸菌は腸内では生き延びられない

③腸内の乳酸菌にも相性があり、自分の体に適したものしか棲みつけない

最近のヨーグルトはみな、「生きて腸まで届く」というのが謳《うた》い文句になっていますが、そこには途中で死ぬことがないように、諸々の技術と工夫が詰め込まれているのです。

しかし、いずれにしても、そうして取り入れられた乳酸菌は外来菌にすぎませんから、時期がくればいなくなってしまいます。

つまり、腸内の乳酸菌を増やしたければ外来菌をいくら取り入れてもダメで、赤ちゃんの頃から腸内に棲んでいる、古参の常在菌を増やすことを考えなくてはいけないのです。

そして、そのような効果をもつのは乳酸菌そのものではなく、乳酸菌の分泌物と菌体物質にあるのではないか、と研究されています。これらは「**バイオジェニックス**」と呼ばれ、注目されています。

分泌物とは、自分以外の菌を増やさない「ナワバリ物質」のこと。納豆菌が分泌するヌルヌル成分や、酢酸《さくさん》菌の分泌物である酢と同じ関係です。

また、菌体物質とは、菌を構成している物質のことをいいます。

細胞膜で乳酸菌を守るはたらきをするほか、細胞間の情報伝達をつかさどるアンテナ的な役割があります。

そして、その乳酸菌の分泌物や菌体物

人と共生している微生物たち（常在菌）

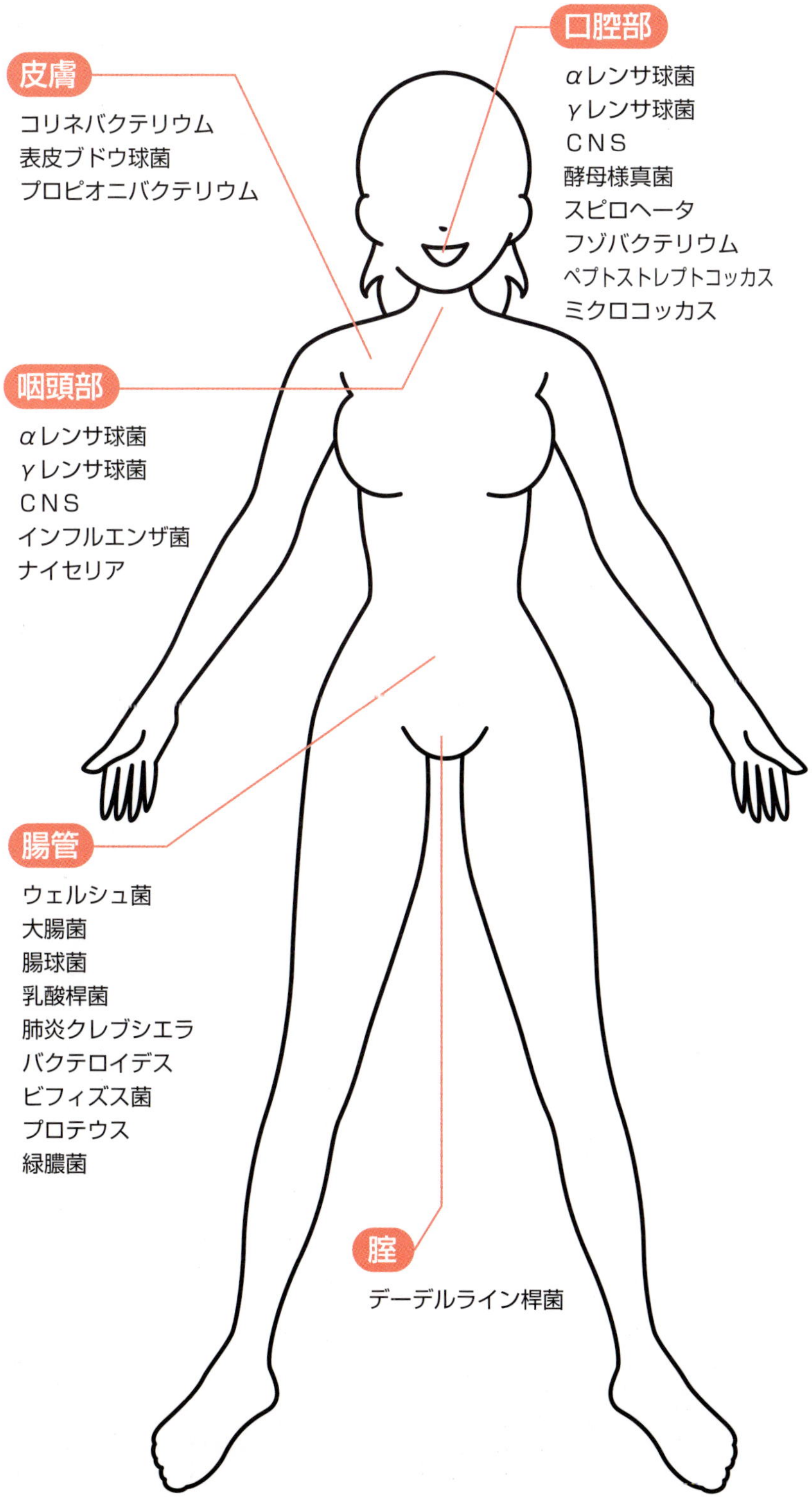

質を集めたものとして、乳酸菌生成エキスがあります。
その特徴は、16種類の乳酸菌を豆乳を利用して共棲培養をさせている点にあります。

乳酸菌を増やす助けをしますから、この乳酸菌を生成したエキスを摂ることは、自分に合う乳酸菌をやみくもに探すよりも確実な方法といえるでしょう。

ヨーグルトは動物性食品ですから、毎

日せっせと食べていては動物性たんぱく質の摂りすぎになってしまいます。

しかし、乳酸菌生成エキスは、培地として豆乳を使用している「植物性」なのでその心配がないのです。

おなかの乳酸菌が少ないとどうなる?

消化・吸収以外にも、腸のはたらきをサポートする乳酸菌

若々しさの決め手は均整のとれた腸内環境にアリ

腸内細菌は、とてもデリケートです。生活環境の乱れやタバコ、アルコール、薬品といった、外的要因による腸内環境の悪化、また、便秘やストレス、間違った食習慣などが原因で、すぐにバランスを失ってしまうのです。

しかし、それ以上に深刻なのが、老化によるバランスの乱れです。加齢により免疫力が低下するのと連鎖して、腸内細菌も変化します。

人の細胞は、1日に1兆個のペースで再生を繰り返しているといわれますが、この細胞の再生力が低下してそのリズムが狂ってしまうのです。

腸内細菌とその飼い主である人間は共生関係にあり、相互に作用しあっていますから、免疫力の衰えと腸内細菌フローラの乱れは、どちらが因でどちらが果であるかははっきりしません。

老化による腸内細菌フローラの乱れとは、乳酸菌などの善玉菌が徐々に減少して、悪玉菌が勢力を強めた状態です。

そうなると、腸自体にトラブルが発生するのはもちろん、免疫力の低下によって風邪やアレルギーなどの病気を起こしやすくなります。

自然治癒力も弱ってしまうため、なかなか回復しないまま、芋づる式に体のあちこちに害を及ぼし、結果的に全身の老化を早める、という悪循環に陥ってしまうのです。

便通をよくするだけが乳酸菌の仕事じゃない!

便秘解消や美容効果だけが、乳酸菌の役目だと思っていませんでしたか?

目に見える効果としてはその程度かもしれませんが、本来の乳酸菌の活躍はそれだけではありません。

もっと大切なことを、生命活動のなかで行っています。

体の恒常性維持のために、次のような重要なはたらきをしているのです。

①悪玉菌の力を抑えたり、病原菌が腸内へ侵入するのを防ぐなど、腸内細菌フローラの安定性維持に努める

②腸内の食物の消化・吸収・代謝活動を手伝ったり、ミネラルの吸収や排出を

乳酸菌6つの活躍

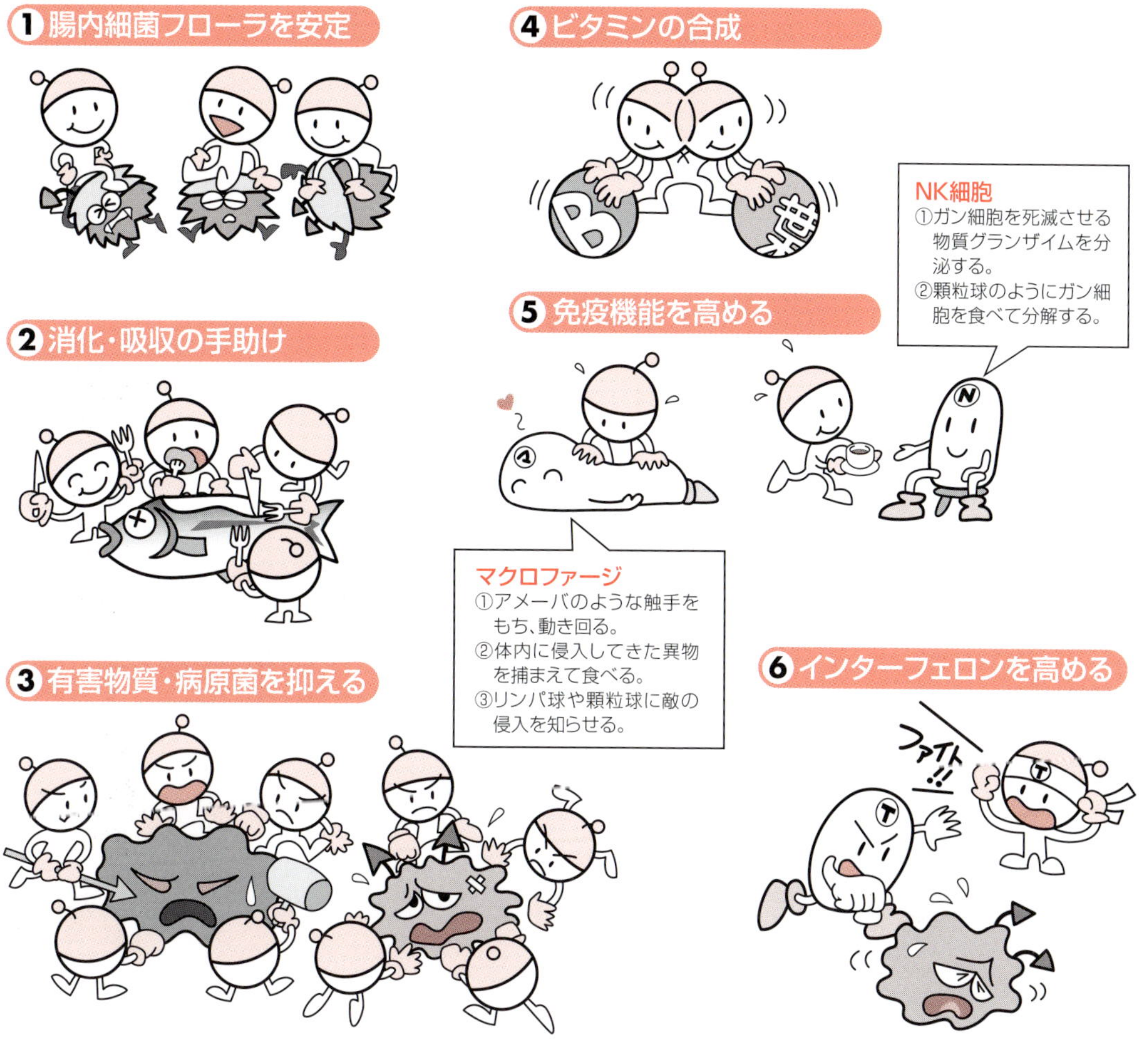

1 腸内細菌フローラを安定
2 消化・吸収の手助け
3 有害物質・病原菌を抑える
4 ビタミンの合成
B
5 免疫機能を高める
NK細胞
①ガン細胞を死滅させる物質グランザイムを分泌する。
②顆粒球のようにガン細胞を食べて分解する。
N
マクロファージ
①アメーバのような触手をもち、動き回る。
②体内に侵入してきた異物を捕まえて食べる。
③リンパ球や顆粒球に敵の侵入を知らせる。
6 インターフェロンを高める
ファイト!!
T

コントロールする

③腸内の酸性度を一定に保つことで腸内腐敗を抑え、下痢や便秘を防ぎ、有害物質や病原菌の増殖を食い止める

④ビタミンB群、ニコテン酸、ビオチン、葉酸といったビタミン類のほか、副腎皮質ホルモンや女性ホルモンなどのホルモンの合成作業を助ける

⑤大食細胞（マクロファージ）やNK細胞（ナチュラルキラー細胞）といった、免疫システムに関する白血球を活性化させるなど、免疫系の機能を高めて体を病気から守る

⑥ウイルスなどの異物の侵入を所定の細胞に知らせて、ウイルスの増殖や病気の発症を食い止める「インターフェロン」をつくり出す能力を高める

ほかにも、抗生物質の投与時や治療後に、乳酸菌製剤を合わせて摂ることの効用も確認されています。

抗生物質は病原菌を抑えこみますが、有用菌まで退治してしまうことが少なくありません。それを補うために、乳酸菌が有効なはたらきをするのです。

さらに、アレルギー症状をもつ子どもの腸内には、乳酸菌が少ないという報告もあります。

おなかの乳酸菌が減ると体中にトラブルが発生する！

それほど、腸内の乳酸菌（善玉菌）を優勢にしておくことは健康維持のために欠かせないのです。

しかし、不安定で危なっかしい腸内細菌バランスは、環境の微妙な変化や些細な原因ですぐに崩れてしまいます。

乳酸菌が減ると、それまで抑えつけられていた悪玉菌がにわかに増殖し、活発に暴れ始めます。それは、腸の老化に直結します。では、乳酸菌が減少して老けた腸を放っておいたら、一体どうなってしまうのでしょう。

①消化吸収力のダウン

乳酸菌は、腸内で糖分を消費して乳酸や酢酸をつくります。乳酸菌が生成する乳酸や酢酸は、消化吸収を助けます。たとえば、カルシウムは乳酸を結合して乳酸カルシウムとなると、体内への吸収率が高まります。

②腸内腐敗の進行

乳酸菌は、悪玉菌の増殖を抑えるはたらきをしています。これがなくなると、腸内の腐敗が進み、硫化水素やアンモニアなどの毒素が発生し、それが全身へとまわってしまいます。

③免疫力の低下

腸内の免疫細胞のはたらきをコントロールするのも、乳酸菌の大事な役目。乳酸菌が減ると免疫細胞の機能が低下したり判断力が狂ったりして、過剰反応や健全な細胞の攻撃というトラブルを起こします。

④ビタミンの不足

細胞の新陳代謝に不可欠なビタミンＢ群を腸内で合成しているのも乳酸菌。ビタミンＢ不足は代謝をとどこおらせ、皮膚や粘膜の組織の悪化、たとえば、シミの増加や抵抗力の減退につながります。

⑤ホルモンバランスの乱れ

神経伝達物質であるセロトニンをはじめとして、腸内では多くのホルモンがつくられます。乳酸菌が少ない状態では、そのホルモンバランスにも乱れが生じます。

⑥病原菌に感染しやすい

外部から侵入する病原菌の多くは、乳酸菌がブロックして排除してくれます。このガード役がいないと、病原菌は腸内で好き放題に繁殖し、それが風邪や食中毒などの感染症につながります。

⑦腸のぜん動運動の鈍化

私たちが便意を感じたり、スムーズに排便できるのは、腸がぜん動運動をして便を肛門まで運んでいるからです。このぜん動運動を活発にするため、腸に刺激を与えているのが乳酸菌なのです。ですから、乳酸菌の不足はぜん動運動を鈍らせ、便秘や腸内の汚れの引き金となります。

こうしたトラブルが老化を早め、肌荒れ、便秘、花粉症、アトピー、肥満などを引き起こしたり、果ては肝機能障害、糖尿病、心筋梗塞、脳梗塞、ガンなどの重症の病気へと発展します。

どうですか？　もう、おなかの乳酸菌に無関心ではいられませんね。

乳酸菌の少ないおなかだと…

① 消化吸収力のダウン

➡**アレルギー、肥満、老化など**

味噌や漬け物などの発酵食品が消化にいいのは、乳酸菌などによって大豆や野菜が吸収しやすくなっているから。おなかの乳酸菌も同じことをしているのです。

② 腸内腐敗の進行

➡**肌荒れ、アレルギー、肝機能障害、糖尿病、心筋梗塞、脳梗塞、ガン、老化など**

おなかに乳酸菌がいないと、悪玉菌が放つ硫化水素やアンモニアなどの毒素が発生し、体の細胞にダメージを与えます。

③ 免疫力の低下

➡**アレルギー、リウマチ、風邪、ガン、老化など**

おなかに乳酸菌がいないと、ガンやウイルスから身を守る免疫細胞の活動が低下したり、免疫細胞が未消化のたんぱく質や花粉などに過剰反応します。また、免疫細胞が健全な細胞を異物と間違って攻撃してしまいます。

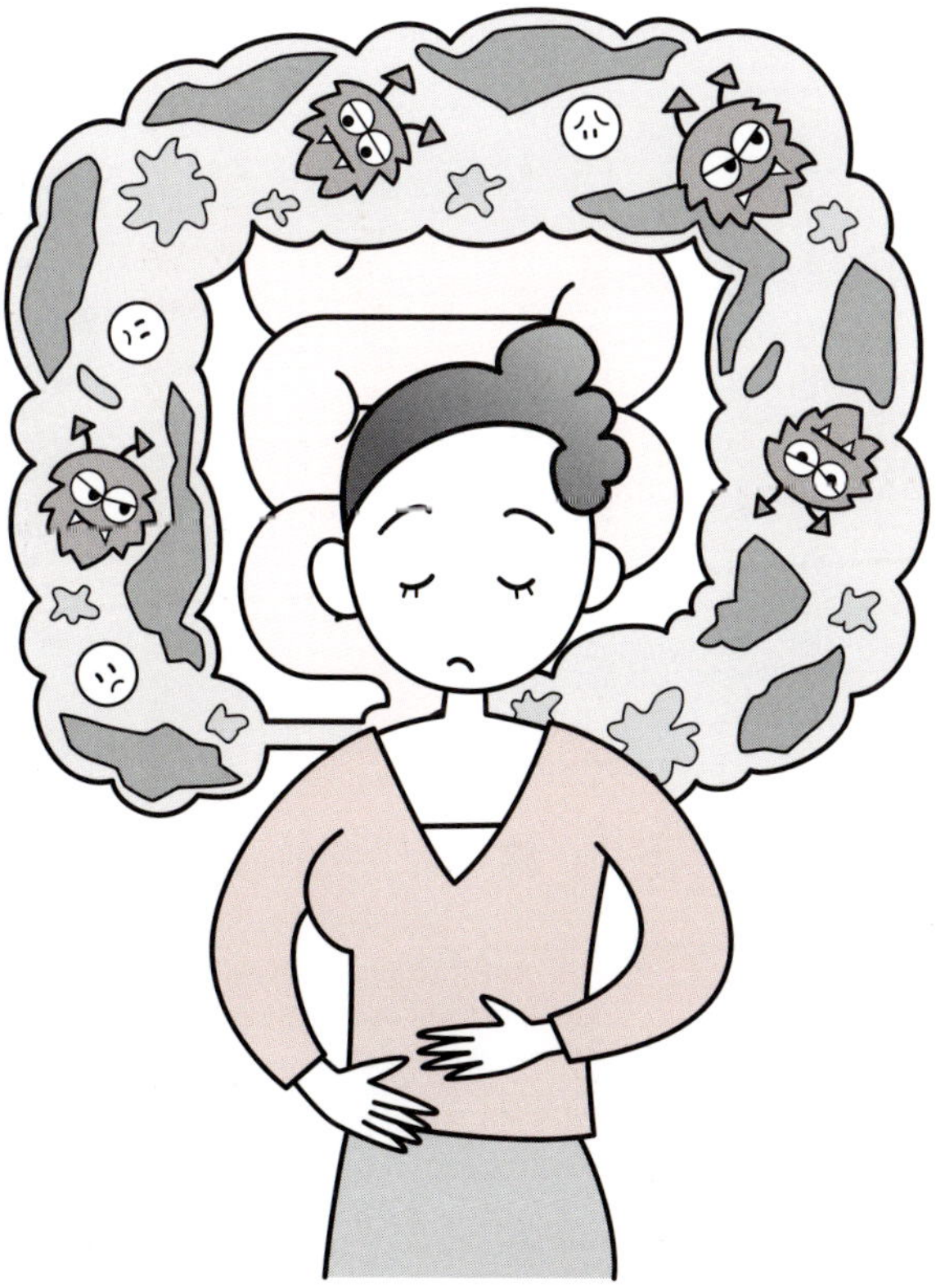

④ ビタミンの不足

➡**肌荒れ、アレルギー、風邪、老化など**

乳酸菌は、細胞の新陳代謝に欠かせないビタミンB群をつくっています。ビタミンB群の不足は代謝をとどこおらせ、皮膚や粘膜の組織の悪化、たとえば、シミの増加や抵抗力の減退につながります。

⑤ ホルモンバランスの乱れ

➡**肌荒れ、リウマチ、ガン（乳ガン）、老化など**

腸は、神経伝達物質であるセロトニンや女性ホルモンをつくっています。乳酸菌が少ないと、ホルモンバランスが崩れてしまいます。

⑥ 病原菌に感染しやすい

➡**風邪、食中毒、老化など**

乳酸菌がいないと、おなかの中で病原菌が繁殖し、感染症を引き起こします。

⑦ 腸のぜん動運動の鈍化

➡**便秘、老化など**

腸は、ぜん動運動をして便を肛門まで運んでいます。乳酸菌は腸に適度な刺激を与え、ぜん動運動を活発にします。

乳酸菌で免疫のバランスを整えよう！

リンパ球のバランスをよくして免疫システムのはたらきを高める

特有の免疫システムをもつ腸にリンパ球の60％が集まっている

人体に害を及ぼす異物にはたくさんの種類があり、そこには細菌やウイルス、寄生虫といった病原体をはじめ、移植された臓器や血液、体内で発生したガン細胞も含まれます。

免疫系は、体に有用な栄養素や腸内細菌と異物となる有害な物質とを瞬時に見分け、異物のみを排除する賢いシステムです。そのセンサーが敏感になりすぎて、花粉・カビ・ダニ・チリなど、日常にありふれた物質に過剰に反応するのがアレルギーというわけです。

そうした異物がもっとも侵入しやすいのが、実は腸なのです。そのため腸管には、特有の免疫システムが備わっており、免疫系のなかでも要というべきリンパ球の約60％が、腸管に存在しています。**腸は「人体最大の免疫器官」**といっていいでしょう。

腸は、臓器としてもっとも古い歴史をもちます。原始的な腔腸《こうちょう》動物のヒドラには、口と腸しかありません（53ページ参照）。そこから始まって、進化の過程でほかの臓器が生まれたのです。

リンパ球には、骨髄でつくられるB細胞や胸腺でつくられるT細胞などの種類がありますが、骨髄も胸腺も、生物が上陸してから誕生した臓器です。つまり、免疫系もすべて腸から始まっていて、腸はリンパ球の発生母体でもあるわけです。ですから腸管免疫は、進化の初期段階で成立した**「古い免疫」**であるといえます。それに対して胸腺や脾《ひ》臓の免疫システムは、進化の過程で必要が生じたり、新種のウイルスに対応するために発達し

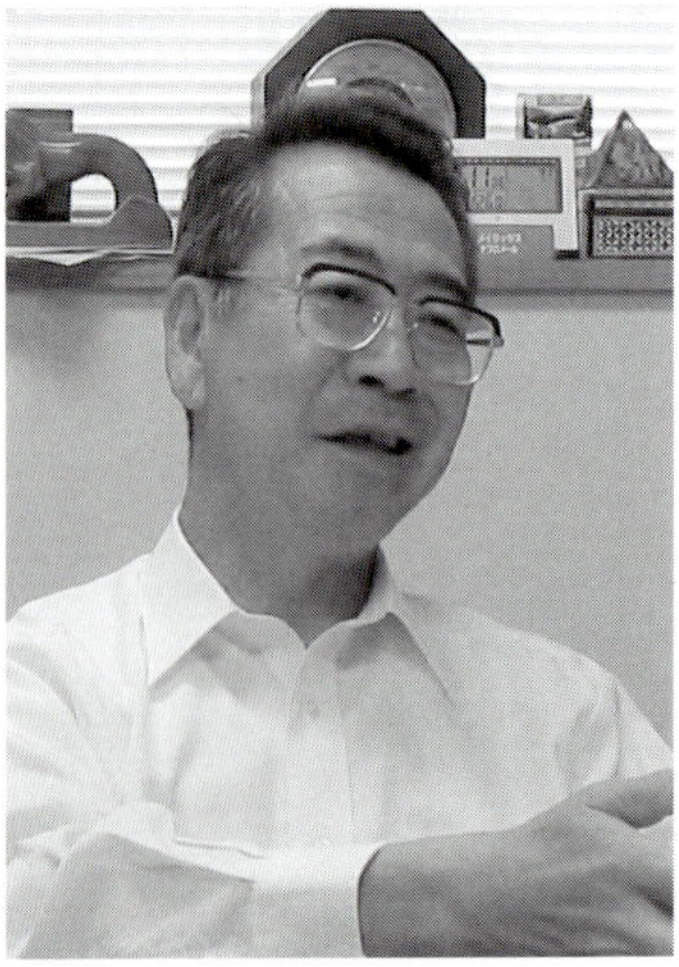

PROFILE

安保　徹（あぼ・とおる）

新潟大学大学院医学部教授。1980年、アメリカアラバマ大学留学中に「ヒトNK細胞抗原CD57に対するモノクロナール抗体」を作成し、7番目の白血球の抗体の意から「Leu-7」と名づける。1989年、胸腺外分化T細胞の発見によって注目され、それ以来「古いリンパ球」を研究テーマとしている。自己治癒力を低下させるガンの三大療法（手術、抗ガン剤、放射線）を盲信する現代医療に警鐘を鳴らしている。著書に『免疫革命』『絵でわかる免疫』など。

た**「新しい免疫」**といえるでしょう。

そして免疫力の本質は、古い免疫のほうにあります。というのも、病気の発生や治癒といった根源的な部分での生体防御は古い免疫の役目なのです。それに、新しい免疫は、私たちの体を生涯を通じては守ってくれません。若いときには胸腺由来T細胞が大量につくり出され、活発にはたらきますが、20歳前にそのピークを迎えたあとは減少する一方です。

反対に、腸などでつくられる胸腺外分化T細胞は、息が長いのが特徴です。うまくできたもので、腸のリンパ球に関しては加齢で弱まることがありません。

そして、胸腺の機能が極端に低下する中年以降になると、それまで陰に隠れていた腸管免疫が中心となってはたらき始めるのです。

免疫のバランスをつかさどる大事な臓器、それが腸

腸管免疫系のなかでも、特に重要な役割を担うのが**パイエル板**という免疫細胞の集合体です（85ページ参照）。

免疫システムの最前線であるマクロファージや、T細胞、B細胞、NK（ナチュラルキラー）細胞といった各種のリンパ球がここに集結しています。

パイエル板を覆う腸管上皮には、通常の上皮とは異なる、絨毛《じゅうもう》の発達していない陥没した箇所があり、それは、その形からM細胞と呼ばれています。

M細胞の大きな仕事は、腸管内の抗原を積極的に取り込んでは、下に控えるT細胞に知らせること。するとT細胞がその情報を携えて全身をめぐり、B細胞に抗体を産生するよう指示を出すなどして、侵入物質から体を守るのです。

T細胞は、血液やリンパ液の流れに乗って全身を駆け巡っていますが、そのままでは半人前といわざるを得ません。

というのも、免疫細胞は、必要に応じて当該地点に移動して初めて、その機能を発揮するものなのです。

ところがT細胞は、抗原の情報を獲得して活性化されない限り、リンパ系器官以外の組織に入り込むことができません。抗原と出合い、自在な行動力を得てパワーアップし、ようやくメッセンジャー役を遂行できるというわけです。

さまざまな免疫細胞

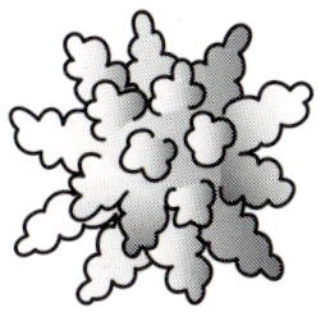

マクロファージ

①アメーバのような触手をもち、動き回る

②体内に侵入してきた異物を捕まえて食べる

③リンパ球や顆粒球に、敵の侵入を知らせる

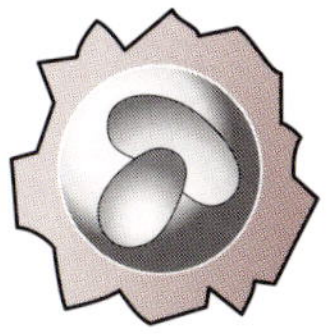

T細胞

①小さい異物やガン細胞に分解酵素パーフォリンをふりかけ、中和・分解する

②B細胞に攻撃の指令を出す

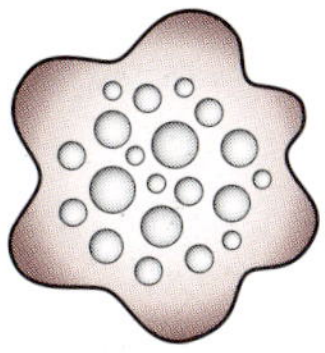

B細胞

①小さい異物に抗体を出し、無毒化する

②異物の情報をマクロファージや顆粒球に伝え、活性化させる

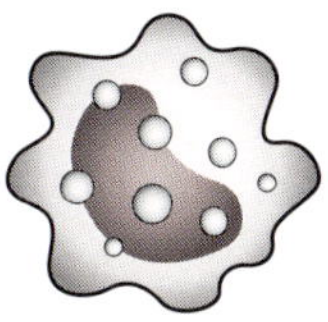

NK（ナチュラルキラー）細胞

①ガン細胞を死滅させる物質・グランザイムを分泌する

②顆粒球のようにガン細胞を食べて、分解する

つまり、全身の健康を維持するうえで、Ｔ細胞の行動力を高めておくことは有効であり、それには情報源であるパイエル板を活性させることが不可欠だということです。Ｔ細胞のうち、Ｂ細胞に抗体の産生をはたらきかけるのが「ヘルパーＴ細胞」です。Ｂ細胞は自力で分裂することができないため、文字通りヘルパーＴ細胞のヘルプが必要なのです。

ヘルパーＴ細胞は産生する物質（サイトカイン）の種類によって、Ｔｈ１とＴｈ２という２種類の細胞に大別されます。

Ｔｈ１細胞は、主に細胞性免疫にかかわり、インターフェロンγ（ＩＦＮ-γ）やインターロイキン２（ＩＬ-２）といったサイトカインを産生するもので、他方のＴｈ２細胞は主に体液性免疫にかかわり、インターロイキン４（ＩＬ-４）やインターロイキン６（ＩＬ-６）などを産生するものです。

このＴｈ１／Ｔｈ２バランスがなんらかの要因で崩れると、免疫のはたらきに影響が生じることがわかってきました。

Ｔｈ１細胞が優位に傾いているときには、抗体の産生が過剰になり、正常な自己細胞を異物と誤認して攻撃する、自己免疫疾患が起こりやすくなります。

一方、Ｔｈ２細胞が優位に傾けば、相方のＴｈ１細胞のもつ、アレルギーを抑制するはたらきが十分に発揮されません。

そのため、アトピー性皮膚炎やじんましん、花粉症、喘息などのアレルギー症状が起こりやすい状態になります。

実際に、アトピーやガンの患者さんには、Ｔｈ２が優位になっていることが多く見受けられます。ですからＴｈ１とＴｈ２のバランスを良好に保つことは、健康維持に欠かせません。

リンパ球の数の増加作用

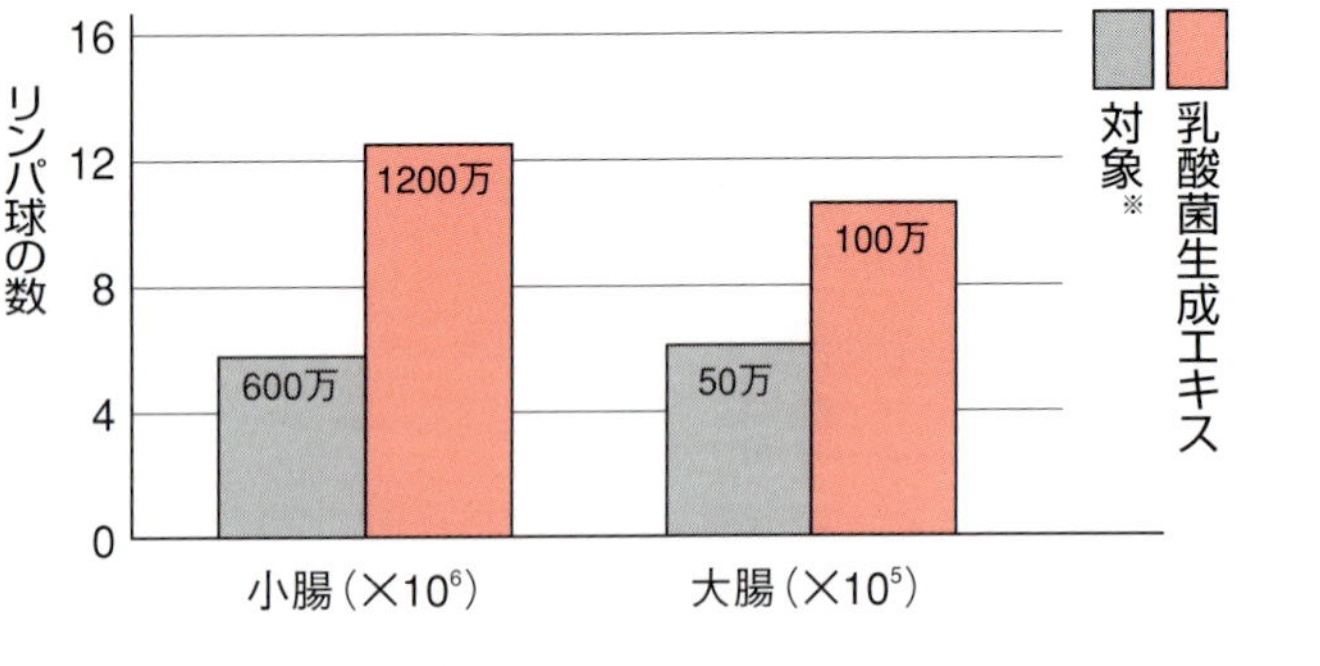

以下、グラフはいずれもヨーロッパの医学誌「イミュノロジー・レター」掲載。
Immunology Letters 102（2006）74-78
※対象は、乳酸菌生成エキスなし

乳酸菌には、リンパ球の数を増やす効果が！

このバランスを整えてくれるのが、**腸内細菌**です。特に乳酸菌類にはＴｈ１細胞を誘導する作用があり、Ｔｈ１を増やそうとはたらきかけます。その結果、Ｔｈ２が制御され、アレルギー症状の緩和を促してくれるのです。

乳酸菌を摂取することで種々のアレルギー症状が改善されますが、科学的に乳酸菌の威力を明確にするため、マウス実験を行いました。実験に用いたのは乳酸菌を生成したエキスで、その中には３・５％の活性成分（細胞を活性化させる力）が含まれている状態でした。マウスには、この乳酸菌生成エキスを７日間継続して経口摂取させました。

インターフェロンγの増加作用

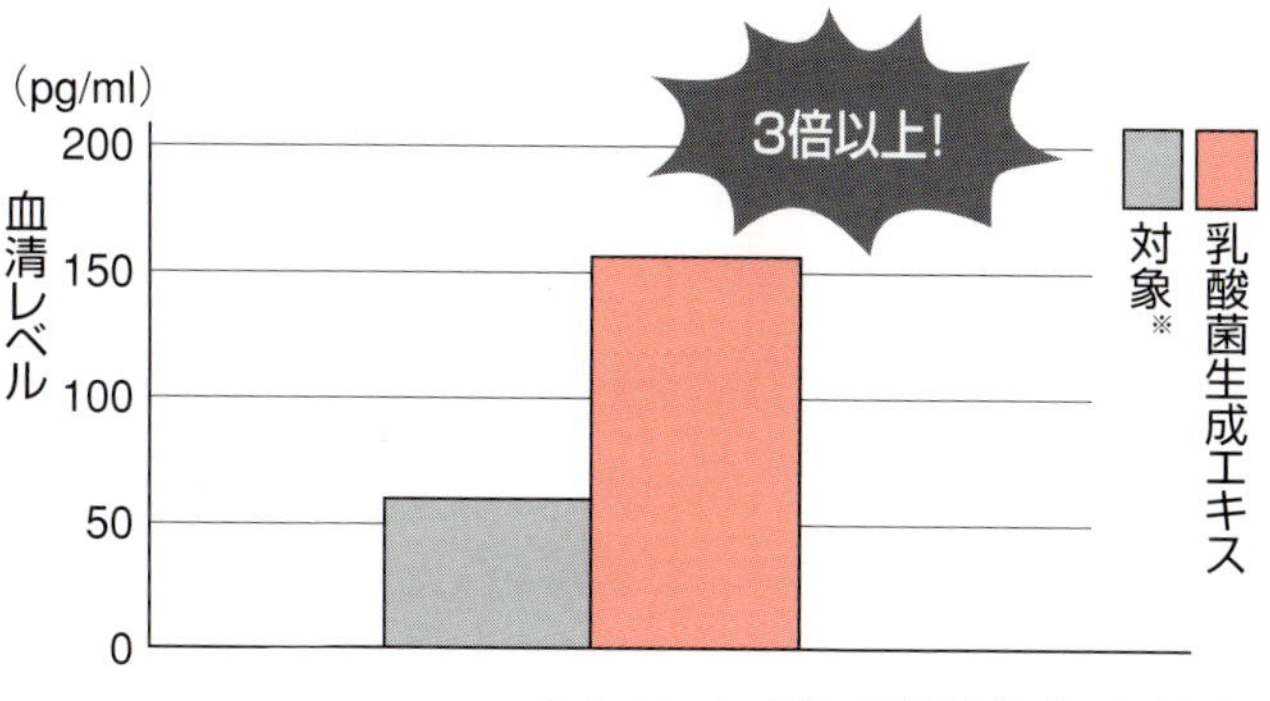

インターフェロンγは強い抗腫瘍作用がある免疫物質。
Th1、キラーT細胞、NK細胞などからつくり出される。

まず、小腸、大腸内のリンパ球数の調査では、ＩＥＬ（上皮細胞間リンパ球）の数が約2倍にも増加していることが確認できました。乳酸菌が、おなかのリンパ球を刺激していることを示しています。

ＩＥＬは、粘膜免疫機構における感染をコントロールしたり、上皮細胞の恒常性を保持するなど、重要な役割を担っています。乳酸菌がこのＩＥＬを活性化することで、粘膜免疫機能を強化しているといっていいでしょう。

次に、ＩＦＮ-γとＩＬ-４の変化を調べたところ、乳酸菌摂取前と比較して、ＩＬ-４には変化が見受けられないのに対し、ＩＦＮ-γのレベルが著しく増加しているのが確認できました。これは、Ｔｈ１細胞が増加したことを意味しています（Ｔｈ１細胞はＩＦＮ-γに、Ｔｈ２細胞はＩＬ-４に作用）。

また、ＮＫ細胞とＴ細胞の両方の特徴をあわせもつＮＫＴ細胞について、乳酸菌摂取前とあとの変化を調べたところ、小腸で約2倍、大腸で約4倍に増加していることがわかりました。

さらに、マウスの大腸で、ＩＦＮ-γのメッセンジャー役であるＩＦＮ-γｍＲＮＡが活発になっていたのです。

一方、ＩＬ-４の情報を伝えるＩＬ-４ｍＲＮＡは、乳酸菌を摂取したにもかかわらず、検出されなかったのです。つまり、Ｔｈ２細胞の活動を抑えた状態で、Ｔｈ１細胞の増加を乳酸菌が促進させているということです。

このように、マウスでは免疫力が増強され、かつ免疫バランスが改善されることがわかりました。**腸を整えることは、全身の健康状態の向上につながる**のです。

症状の軽減はもちろん、病気の予防の目的でも、日頃から乳酸菌を摂っておくと有効だろうと思います。

NKT細胞の増加作用

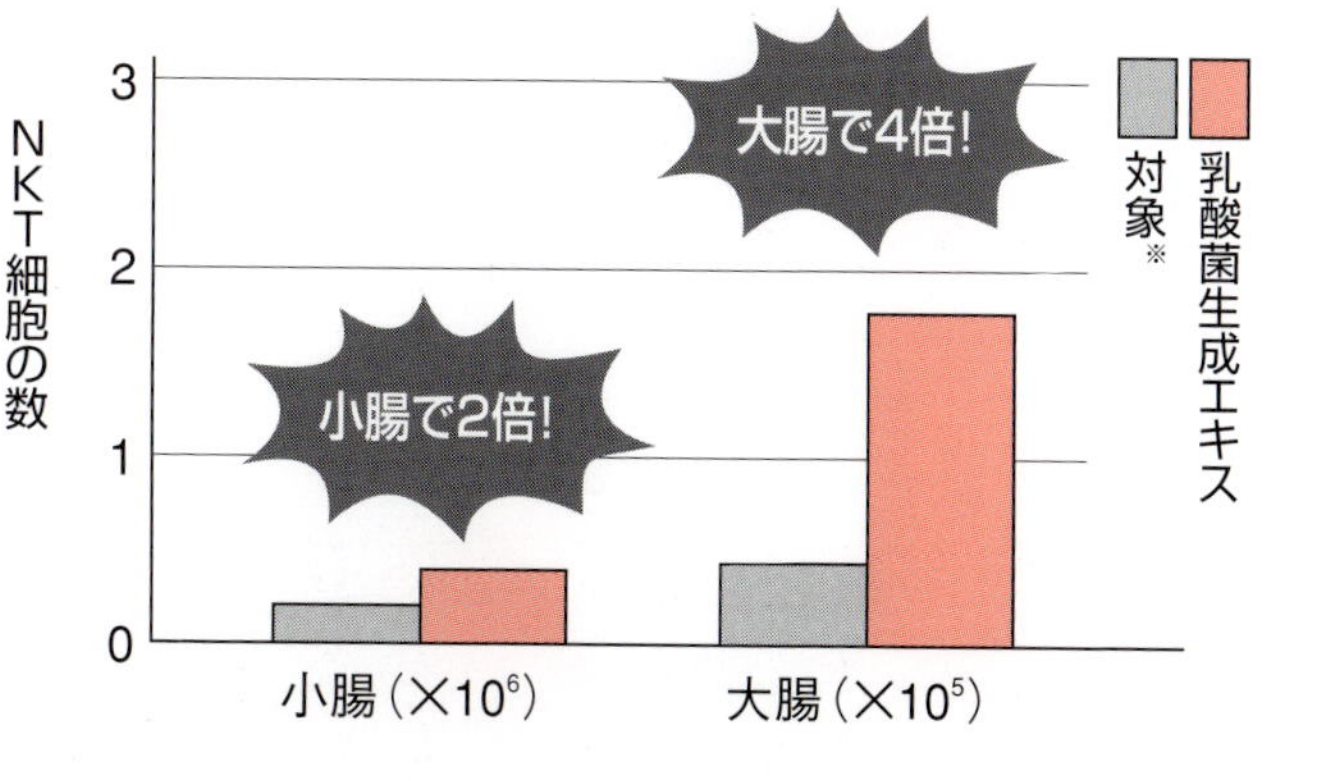

乳酸菌で腸内腐敗を抑制する！

腸内腐敗度が50％以下まで抑えられたマウスの実験

キレイにしておきたい場所なのに、汚れやすい条件が重なっている！

浴室や台所に、すぐにカビが生えてしまうのはなぜでしょうか。それは、そこがカビにとって格好の条件、つまり、適度な温かさ、栄養分（生ゴミなど）、水分がすべて備わっているためです。

　これと似たようなことが、私たちの腸内で起こっているのです。食べ物のカスや水分がたっぷりあります。また、腸内の温度は37度前後で真夏より暑く、細菌の増殖にもっとも適した温かさに保たれています。

　細菌にとって、またとない条件が揃っているわけです。汚れやすいのは、腸という器官の宿命なのかもしれません。

　とはいえ**腸内細菌**は、私たちの生命維持活動において欠かせない重要なはたらきを担っていますから、むしろ棲んでいてもらわなければいけません。

　ただし、よい菌、善玉菌に多く棲みついてもらう必要があります。

　悪玉菌もすべてが悪いわけではありませんが、悪玉菌が活発になると、腐敗物質や毒性のあるアンモニアやアミン、発ガン関連酵素をつくり出す発ガン性細菌などが腸内に増殖し、それだけ健康を害するリスクが増えるのです。

　食物繊維がおなかにいいといわれるのは、そうした**有害物質を絡めとってすみやかに体外に排出する**からです。

　健康な人で、消化活動がスムーズに行われている場合でも、大腸に入った食べカスが便状になって直腸に達するまでの滞在時間は、およそ9～10時間。便秘していれば大腸にとどまる時間が長くなり、腐敗物質は腸内にどんどん溜まって

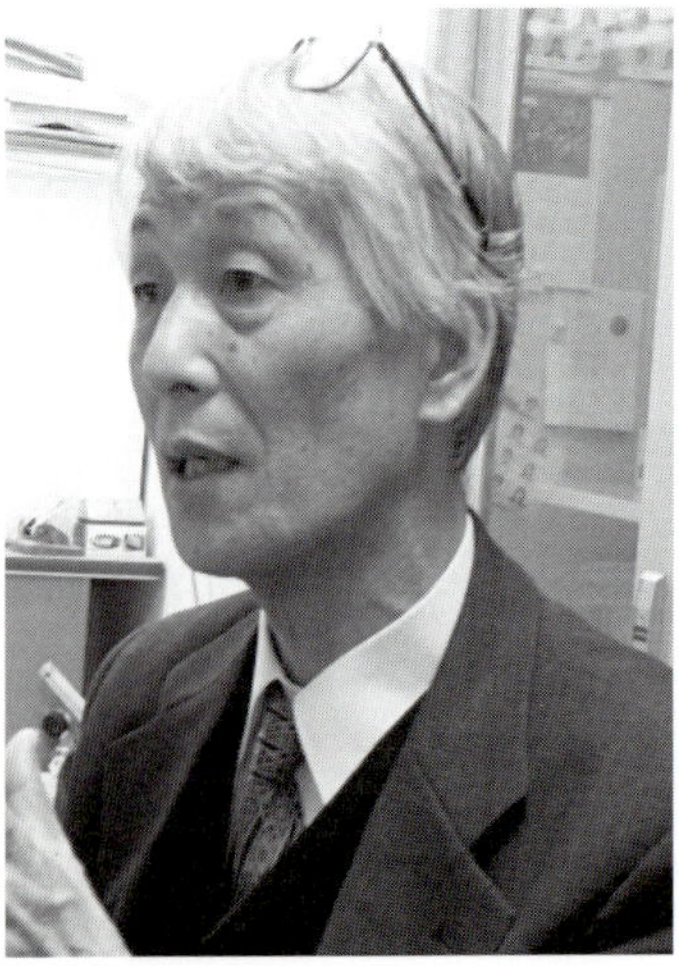

PROFILE

古川　徳（ふるかわ・のぼる）

1943年生まれ。東京農業大学大学院農学研究科農芸化学専攻修士修了。その後同大学農学部畜産学科助手を経て、現在同学科教授。
生乳および発酵乳製品中の生理活性物質の検索と利用について研究。共著に『畜産食品微生物学』『乳卵肉の機能と利用』など。

ガンの主な部位別死亡率の推移

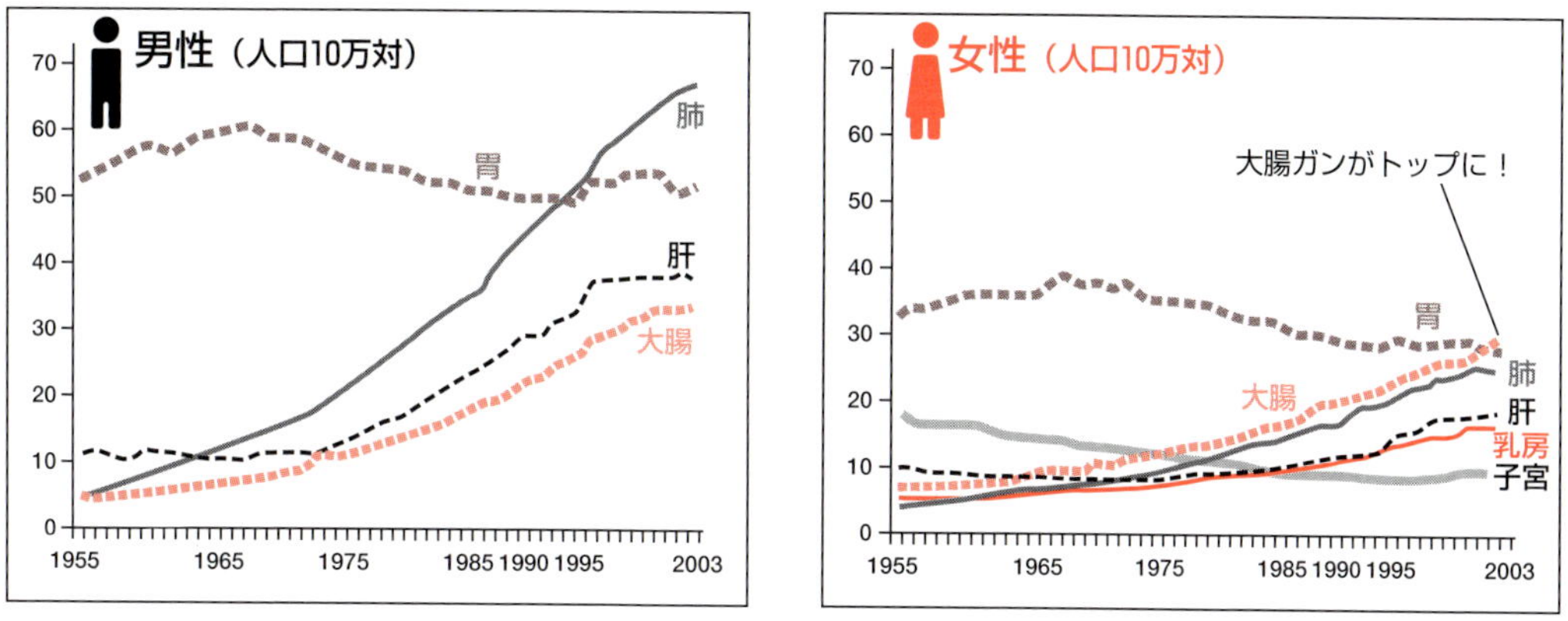

厚生労働省「平成15年人口動態統計」より

いきます。宿便となれば、腸管と発ガン性物質の接触時間はますます長くなり、ガン発生のリスクが高まるでしょう。

特に、免疫系の大部分は腸周辺に集中しており、腸を健康に保つことは免疫力を維持するうえで欠かせません。悪玉菌をはびこらせておけば、免疫力が低下し、思わぬ病気を招くことにもなりかねないのです。

腸内は酸性が理想！ 乳酸菌が腸内腐敗を抑制する

悪玉菌を増やすもっとも大きな要因は、やはり肉食でしょう。ここ数十年の間の日本人のガン死亡率の変化からも、そのことは明らかでしょう。

かつては塩分の摂りすぎなどによる胃ガンが死因のトップでしたが、1970年代以降、食卓の欧米化が進むにしたがって**大腸ガンが増え始め**ました。

マウス実験でも、高脂肪・高たんぱくの食事を毎日摂らせると、腸内の発ガン関連酵素が増えることが確認されています。つまり、そのような酵素をつくり出す悪玉菌が、勢力を強めてくるということです。肉を多く与えると、大腸ガンを発生する率も上昇するのです。

善玉菌と悪玉菌のバランスは、腸内のpHを左右します。胃には強力な胃酸が存在し、pHでいうと空腹時に3程度の強い酸性に保たれていますが、小腸、大腸、直腸と、肛門に向かって下がるにしたがい、内部の状態は酸性からアルカリ性に傾く特徴があります。アルカリ性を好む腐敗細菌には、格好の条件なのです。

困ったことに、大腸菌やウェルシュ菌などの悪玉菌は、腸内をアルカリ性にする作用をもっており、アルカリ化傾向に拍車をかけてしまいます。

これにブレーキをかけるのが、乳酸菌やビフィズス菌に代表される善玉菌です。善玉菌は乳酸や酢酸などをつくり出しますから、腸内を酸性ないし中性にする力があるのです。

実際、高脂肪・高たんぱくの食事を与えられているマウスの場合でも、そこにヨーグルトも加えてやると、発ガン関連酵素活性が下がってくるという結果が得られました。腸内のアルカリ度が弱まり、腐敗細菌が減少しているのです。

ただし、効果があるのはヨーグルトを一緒に摂っている間だけで、やめればまた酵素活性は上昇してしまいます。

同じことを、乳酸菌生成エキスを使用した実験でもすでに確認しています。

実験は、高脂肪、高たんぱく食のマウスを二つのグループに分け、一方のグループには水、もう一方には乳酸菌生成エキスを飲ませ、糞便に含まれる悪玉酵素から、両者の腸内腐敗度を時間の経過を追って調査するものです。

マウスに与えるエキスは、体重50kgの人が原液を一日0・5ml飲むのに相当する量です。

すると、マウスが乳酸菌生成エキスを飲んでいる間は、腸内腐敗度が50%以下程度まで抑えられます。飲用をやめると徐々に腐敗度は上昇しますが、元の状態に戻るまでには1週間から10日ほどかかることもわかりました。

ここで着目すべきは、乳酸菌生成エキスの成分が生きている菌ではなく、いわゆる**死菌**だという点です。ヨーグルトのコマーシャル等などで、生きた菌であることを盛んに強調していますが、死菌でも同様の効果が見られたわけです。

生菌にも、ほかの菌を抑制するなどのメリットもありますが、免疫系の作用に関していえば、実は菌が生きているか死んでいるかは関係なく、そこに**「菌がある」ことだけが問題**だといえます。

腸管免疫のなかでも重要な役割をもつパイエル板上にあるM細胞は、生死にかかわらず菌を抗原として認識し取り込みます（85ページ参照）。するとパイエル板に控えているマクロファージがそれを食べ、サイトカインを出すことにより、免疫系が刺激されるという仕組みです。

乳酸菌の種類は膨大！効果は得たいが害があっては困る

ただ、乳酸菌の難しいところは、その種類が極めて多岐に渡る点です。属と種、さらに株によって細分化されており、それぞれで性質や作用が異なるのです。同じ種でも、免疫系を刺激する株とそうでない株があったり、刺激の種類が異なったりします。

一方、私たち人間のほうも、腸内に棲む細菌の顔ぶれには個人差があります。いわゆる日和見感染や自家中毒が起きるのも、また、家族で同じものを食べていて一人だけがあたって下痢を起こすのも、原因は個人の腸内細菌バランスや免疫力の状態が異なるからです。

それでなくても、同じ人でも腸内細菌の状態は日々変化しており、相性のいい乳酸菌に出合える可能性というのはかなり低いものです。ですからヨーグルトの場合、特定の限られた乳酸菌だというのが弱点になるわけです。

化学物質の場合は、単品で効力をより高めるのが一般的ですが、食品に関しては、純粋化すればするほど効力が下がることがあります。むしろ数種類の物質が混じって、相互作用することで相乗効果が生まれると考えられます。

乳酸菌生成エキスの利点は、複数の菌を一緒に培養することによって、培養液成分とそれぞれの菌の特性がより引き出

悪玉酵素を抑える実験結果

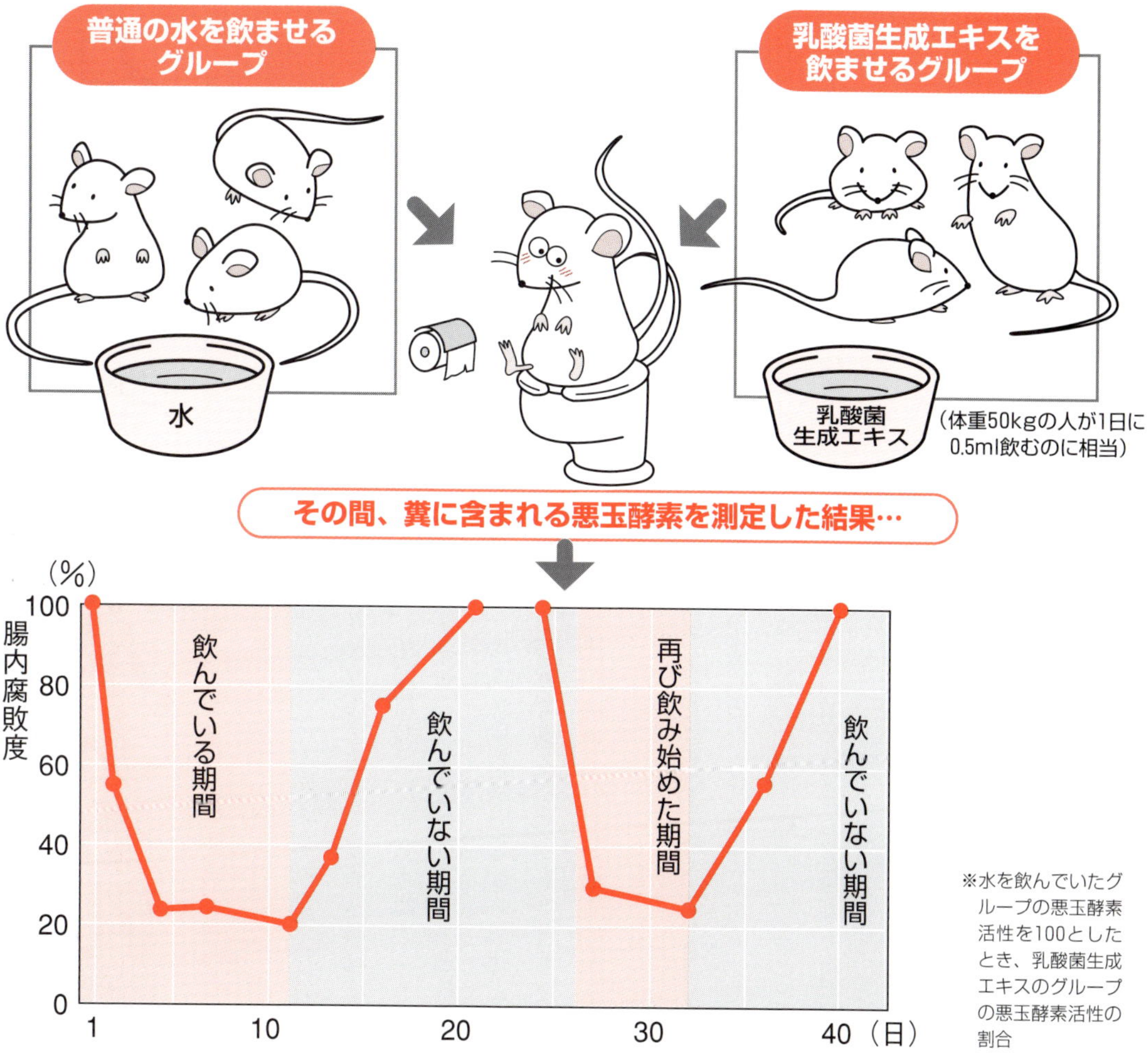

※水を飲んでいたグループの悪玉酵素活性を100としたとき、乳酸菌生成エキスのグループの悪玉酵素活性の割合

されている点です。

もう一点、難しいことは、健康な人にも病気を抱えている人にも有利にはたらいてくれるかどうかということです。乳酸菌はヘルパーＴ細胞のＴｈ１、Ｔｈ２のバランスに作用しますが（78ページ参照）、そのどちらが増えすぎてもよくありません。シーソーのようにバランスを取り合っている状態がベストなのです。

Ｔｈ２に偏るとアレルギー、Ｔｈ１に偏ると関節炎などの自己免疫疾患が起こりやすくなりますが、たとえばアレルギーの人には効く乳酸菌でも、関節炎の人の症状が悪化しては困りますし、健康な人が摂ってかえってＴｈ１とＴｈ２のバランスが崩れるようなことがあってはなりません。

ですから、すべての乳酸菌が健康にいいとは限らないのです。よい乳酸菌と呼べるのは、副作用がなく、健康な人はその状態を維持でき、異常のある人には症状の改善をもたらすようなものだといえるでしょう。

免疫力を高める効果がある乳酸菌

腸を若返らせて、ポリープや大腸ガンを抑える！

腸管は人体最大の免疫器官 理由は腸の特殊性にあった

長い間、**腸の主なはたらきは「消化・吸収・排泄」の三つ**であると考えられてきました。しかし近年、**腸が実は免疫器官として大きな役割**を果たしていることがわかってきたのです。

いまや**腸管免疫**は、人体最大の免疫システムであるといわれます。その証として、たとえば私たちの体内では、免疫グロブリン（IgAなど）というたんぱく質が1日あたり8グラムほどつくられるのですが、その7割までが腸管で産生されることがわかっています。

それほどまでに免疫機能が集中しているのは、腸という器官の特殊性と無関係ではありません。まず、栄養を吸収するという、生命維持に不可欠なはたらきをする場所（主に小腸の上のほう）であることが一つ。体内にありながら外界と直接触れる器官であるため、もっともウイルスや細菌が侵入しやすい場所であることが一つ。

さらに、大腸では便がつくられますが、その際の腐敗のために発生したアンモニアなどは、腸の粘膜を痛めつけるとともに、悪玉菌の増加に伴って発ガン物質の産生を助長します。

ですから、健康維持のうえで、腸が高い免疫力を備えて外敵から身を守り、腸粘膜の恒常性を保つことは非常に重要なのです。

また、独立性の強さも、腸の大きな特徴といえるでしょう。全身の免疫の中枢を担う臓器といえば、胸骨のうしろにある胸腺ですが、腸は免疫系の中枢からの指示は受け取りません。生きた動物から

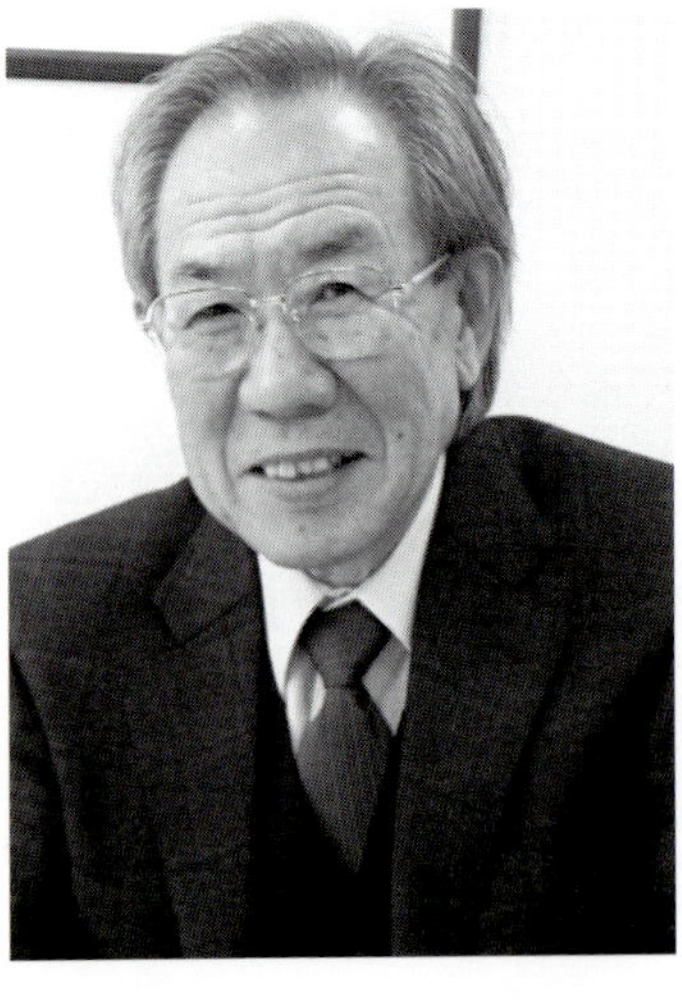

PROFILE

灘　修身（なだ・おさみ）

1936年生まれ。九州大学理学部生物学専攻博士課程修了。レオロジー機能食品研究所研究顧問。2000年まで九州大学医療技術短期大学部教授として在籍。現在、同大学同学部名誉教授。理学博士。専門は解剖学。
消化管、皮膚の免疫組織化学が研究分野。

取り出した腸がそのあとも動き続けることからもわかるように、腸の神経もぜん動運動もほかの器官とは独立したものであり、同時に腸は免疫系やホルモン系も発達した器官なのです。

それほど重要な役割があるにもかかわらず、構造上は非常に簡単なのも、腸のおもしろい点です。腸粘膜は**「体内の皮膚」**などとたとえられることもありますが、皮膚は何層もの細胞から成っているのに対し、原始的器官である腸にはそんな複雑さはありません。

乳酸菌でパイエル板が活性化！

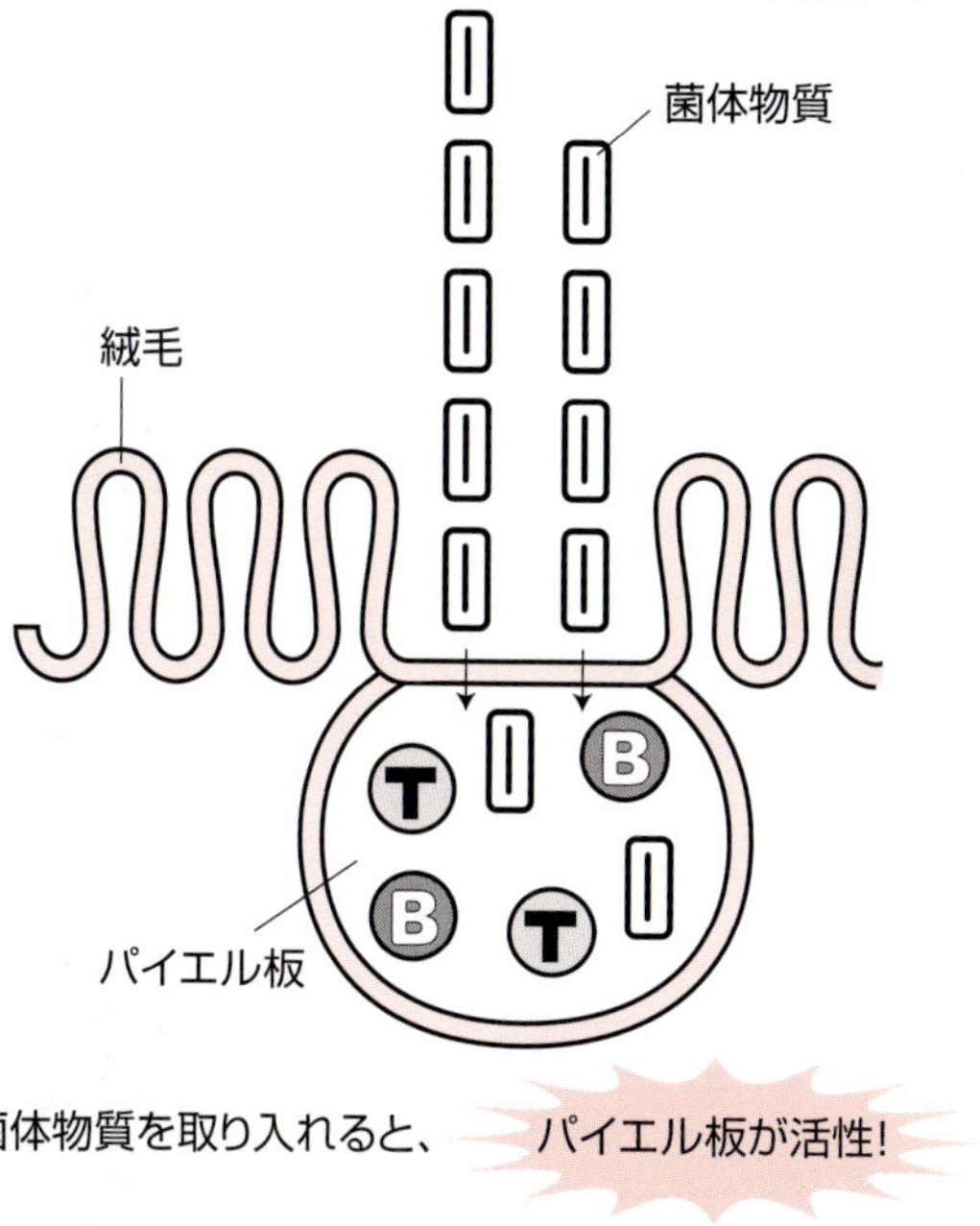

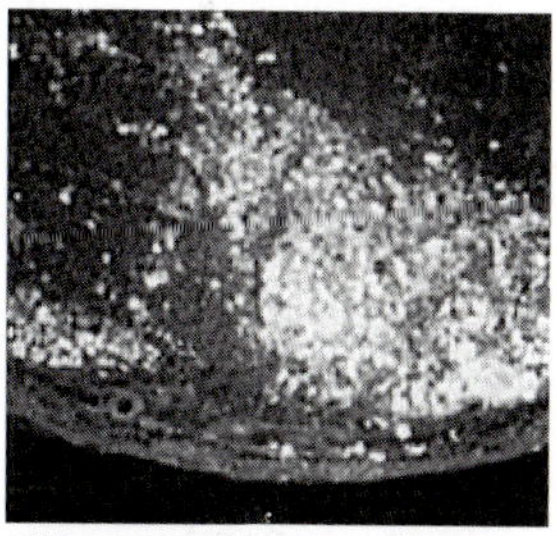
老齢マウスのパイエル板。胚中心（細胞分裂中心）が萎縮・変形している

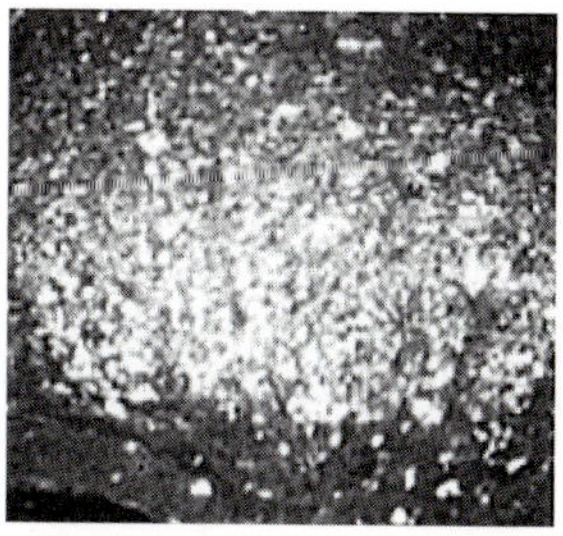
乳酸菌投与をした老齢マウスの胚中心。乳酸菌生成エキスの顕著な免疫増強効果を示している

腸を若返らせる効果が乳酸菌にあった！

年齢とともに体力や身体機能が衰えるのは自然なことです。免疫力もまた、年齢とともに徐々に低下していきます。

胸腺の場合には20歳頃にピークを迎え、その後は徐々に小さくなり、60歳をすぎる頃には乳幼児期と同じ程度までに退縮しますが、腸管の場合には、思春期前ぐらいからどんどん低下していってしまいます。

たとえば虫垂には、若いうちは免疫系の主役であるリンパ球の塊がびっしりとみられます。しかし、35歳をすぎるあたりで、まったくなくなってしまうのです。その時点で免疫器官としての役割は終わっているということです。

マウスの実験でも、7週齢と45週齢のマウスのパイエル板の胚中心（細胞分裂中心）を比較すると、加齢に伴って胚中心の大きさが退縮しており、明らかに腸の免疫力が低下しています。

その流れにブレーキをかけるには、乳酸菌が有効であることがわかっています。具体的に乳酸菌がどう免疫器官にはたらきかけるかというと、一つの大きな作用は**パイエル板の活性化**にあります。

腸管免疫の司令塔は、回腸にある集合リンパ小節であるパイエル板です。ここには種々の免疫担当細胞が存在し、腸に侵入してくる抗原を待ち構えています。

免疫反応を促す重要な役割を果たすのは、特に樹状細胞という、複雑な形状の突起をもつ細胞で、抗原を取り込むと「こんな抗原が入ってきましたよ」とヘルパーＴ細胞などに伝達するのです。

活性化したＴ細胞はＢ細胞（リンパ球）に分裂・増殖・分化を促します。そうするとＢ細胞は、ＩｇＡをつくり出す細胞となってパイエル板から出ていき、胸管を経て腸の粘膜の近く（粘膜固有層）に到達し、最終分化をしてＩｇＡをつくる細胞に姿を変えます。

そうしてつくられたＩｇＡは腸粘膜の表面に分泌され、細菌やウイルスを無毒化したり、排除するはたらきをします。

その過程で乳酸菌が介在すると、免疫増強効果を発揮することがわかっています。

乳酸菌は、まずパイエル板の上皮にあるＭ細胞から取り込まれ、樹状細胞などに取り込まれて、免疫系の細胞を介して腸管免疫を活性化するのです。

この免疫増強作用は、乳酸菌そのものよりも、その菌体物質と分泌物から成る乳酸菌を生成したエキスで、より高められることが判明しています。乳酸菌生成エキスの特徴の一つに、死菌を利用していることが挙げられます。その点で、ヨーグルトなどとは一線を画しています。

特に、最近もてはやされているプロバイオティクスは、腸内フローラのバランスを整えて体の恒常性維持に貢献する「生きた菌」であるというのが定義ですから、そのまったく逆をいっているようなものです。

おそらく、誰もが生きた菌のほうが体に効きそうだと思うでしょう。しかし、必ずしも生きた菌がいいとはいえません。強力な胃酸にやられて、腸まで届く間に死んでしまうからです。

生き残ったとしても、もともと腸内に棲みついていない新顔の菌は、単なる「通過菌」にすぎず、そこに定着できる確率は極めて低いのです。

なぜ死んだ菌のほうが優れているのか、理由はまだ明確ではありません。ただ、細菌の細胞には、私たち人間の細胞と違って、細胞膜の外側にもう一つ複雑な網目構造の細胞壁があり、そこにヒントがあるのではないかと推測しています。

免疫機能を活性化させて、ポリープや大腸ガンを抑えよう

乳酸菌を生成したエキスが腸管の免疫活力を促すことについては、マウスで実験を行い、すでに明らかにしています。

老齢マウスのパイエル板には、加齢による細胞分裂中心の退縮がみられるのですが、乳酸菌生成エキスを投与されたマウスでは、細胞分裂中心が再び活性化しました。

つまり、腸が若返り、免疫力が回復したということです。

これは、乳酸菌生成エキスに含まれるペプチドグリカンと核酸などの菌体物質の力によるものと思われます。ペプチドグリカンや核酸には、免疫を高めるはたらきがあります。

さらに、腫瘍に対する効果についてもマウス実験を行いました。発ガン物質で

あるジメチルヒドラジン（ＤＨＭ）を注射して大腸ガンを発症させたマウスの腫瘍発生率が、乳酸菌生成エキス投与の有無でどう変化するかを調べたのです。

その結果、ＤＨＭ投与後24―26週のマウスの場合、エキスを投与していないマウスでは発生率１００％のところ、投与したマウスは76％にとどまっていました。

また、発生初期の大腸微小腺腫の場合をみるため、ＤＨＭ投与後15週のマウスでも同様の調査をしました。ガンが一番できやすい、腸の末端10％の部分（肛門側）でみると、エキス非投与のマウスでは30個近い微小腺腫が発生しているのに対して、エキスを投与したマウスでは10個程度で治まっているのがわかります。

これは、アポトーシス（自死。一般的な細胞壊死であるネクローシスと対照的な細胞死の様式）を起こす細胞のはたらきで、ガンの発生が初期の時点で抑え込まれているものと考えられます。

なぜ抑えることができるのかは断定できませんが、一つには、ＮＫ（ナチュラルキラー）細胞やＴ細胞の活性化により、ガン化した細胞が次々と排除されているのではないかと考えています。

つまり、乳酸菌生成エキスは大腸腫瘍の初期発生を防ぐだけでなく、微小腺腫に続いて引き起こされるポリープや、大腸ガンの発生も有意に抑制することが明らかになったわけです。

大腸ガン抑制実験の結果

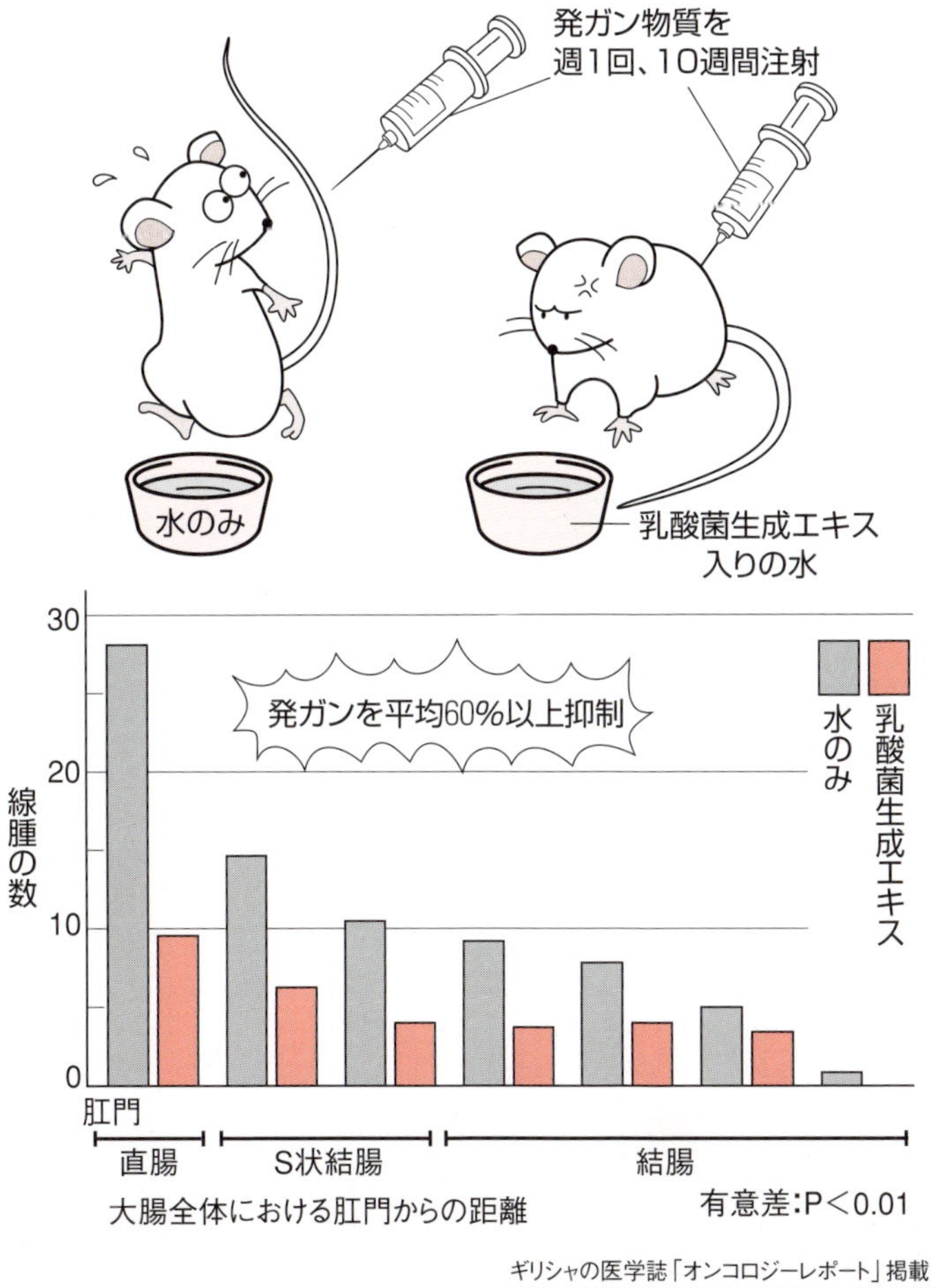

ギリシャの医学誌「オンコロジーレポート」掲載
ONCOLOGY REPORTS 8:1073-1078,2001

薬と違って劇的な効果はありませんが、その代わりずっと続けられるし、摂りすぎて悪いということもありません。したがって、日頃から健康維持のためのサプリメントとして摂取していくことで、病気の発生や免疫力の低下を抑制することができるといえるでしょう。

さまざまな効果が研究される乳酸菌

「乳酸菌」と名前についているだけで、「なんとなく体によさそう」と飛びついていませんか？

乳酸菌研究の進歩はめざましく、乳酸菌関連食品も多様化する一方です。しかし、それぞれ機能もずいぶん異なるのです。腸内でのはたらき方の違いでいえば、「プロバイオティクス」「プレバイオティクス」「バイオジェニックス」の三つに分けられます。

「プロバイオティクス」とは、主に消化管内で生きてはたらく生菌を有効成分とした、生菌添加物を指します。乳酸菌・納豆菌・酪酸菌などの生菌剤やヨーグルトがこれに該当し、腸内微生物のバランス改善に大きく貢献します。

「プレバイオティクス」の代表格は、難消化性のオリゴ糖や食物繊維。胃や小腸では分解・吸収されることなく、大腸まで到達します。そして、結腸内の有用菌を増やす手助けをする一方で、有害菌の増殖を抑制し、腸内を浄化してくれるという、宿主にとっては一石二鳥の食品成分です。

これらはいずれも、腸内フローラに直接はたらきかけますが、「バイオジェニックス」はその点で性質を異にしています。バイオジェニックスは新しい概念で、腸内フローラを介さず、生体に直接作用するのがその大きな特徴です。免疫強化物質を含む生理活性ペプチド、植物フラボノイド、乳酸菌の菌体物質などがこれに分類されます。

免疫賦活《ふかつ》（活力を与えること）、コレステロール低下、血圧降下など、生体調節・生体防御・疾患予防といった恒常性維持のうえで有効な食品成分です。

乳酸菌研究の焦点は、生きた乳酸菌が中心ですが、最近ではさらに、分泌物・菌体物質（菌を構成している物質）へとシフトしています。

すでに多くの研究成果が発表されており、学術試験としては本文でも紹介した、「発ガン物質発生抑制試験」「免疫機能活性化試験」「パイエル板活性化試験」「大腸ガン発生抑制試験」などが、また、臨床データとしてはPART4で紹介する、血液の浄化作用、ガン患者のQOL（生活の質）の向上、アレルギー患者の体調の向上などが報告されています。

数え切れないほどの乳酸菌関連の商品が出回っていますが、それぞれの特徴をよく理解して、目的に合ったものを選びたいですね。

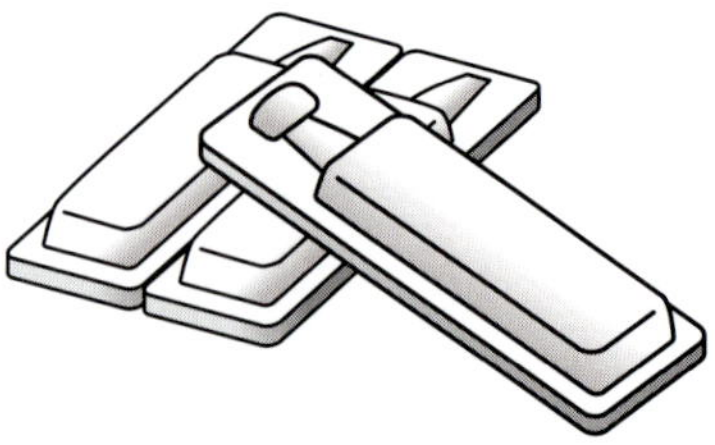
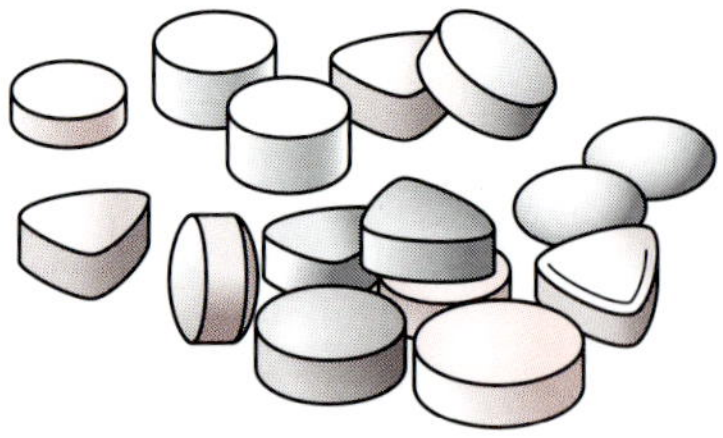

PART 4

腸内環境改善で さまざまな効果が！

自己治癒力の向上、アレルギー抑制、血液サラサラ効果、人工透析患者の血液浄化……。

PART 4では、乳酸菌が私たちの体にどのような効果をもたらすのか、またその可能性、病気にならない体づくりなど、実際に医療現場に携わる先生方のお話を紹介します。

ポイントは、「自分で治す」「自分で予防する力をつける」という点です。やろうと思えば、あなた自身の力で病気にならない体を手に入れることができるのです。

本書でご紹介したさまざまなことを、できるところからすぐに実践して、善玉菌たくさんのきれいな腸にし、いきいきとした健康生活、充実した人生を手に入れるための第一歩を踏み出してください。

乳酸菌が血液をきれいにする

人工透析患者の血液浄化に期待大！

自然の力をいかに活かすか 個人の意識を変えていきたい

〝医学の父〟ヒポクラテスは、「人間は自然から遠ざかれば遠ざかるほど病《やまい》に近づく」といったそうですが、この考えは現代にもそのまま当てはまります。

医療技術が発達して強力な薬が出てきた分、人間が本来もっているはずの「**自分で治す力**」（自然治癒力）が失われ、文明の利器に頼る暮らしは人間の身体機能を衰えさせてきました。

とはいえ、原始的な暮らしに戻れというのはまったく無意味な話です。「仕事のストレスが病気の原因だから、今すぐ会社を辞めなさい」といわれても、それは無理な話でしょう。

病気を抱えてやってくる患者さんは病人である以前にみな、それぞれの生活、仕事、立場をもって生きている一個人なわけです。同じ風邪の症状でも、「明日大事な仕事があるからどうしても熱を下げたい」という人もいれば、「とにかくしっかり治したい」という人もいます。

私が実践している自然医療とは、西洋医学の考え方にとらわれず、漢方、鍼、気功、サプリメントなどを複合的に取り入れた治療法ですが、本来の目的は、個人がもっている「自然に治る力」を引っ張り出すことにあります。残念ながら日本ではまだまだ認識が薄いですが、世界的には**自然医療**、あるいは**統合医療**が拡張する流れがすでに起こっています。

人間の体は、自律神経系や代謝系、内分泌系、免疫系などのネットワークが複雑に交わりながら機能していますが、西洋医学の治療法では、逆にそれらを狂わせてしまうことが少なくありません。

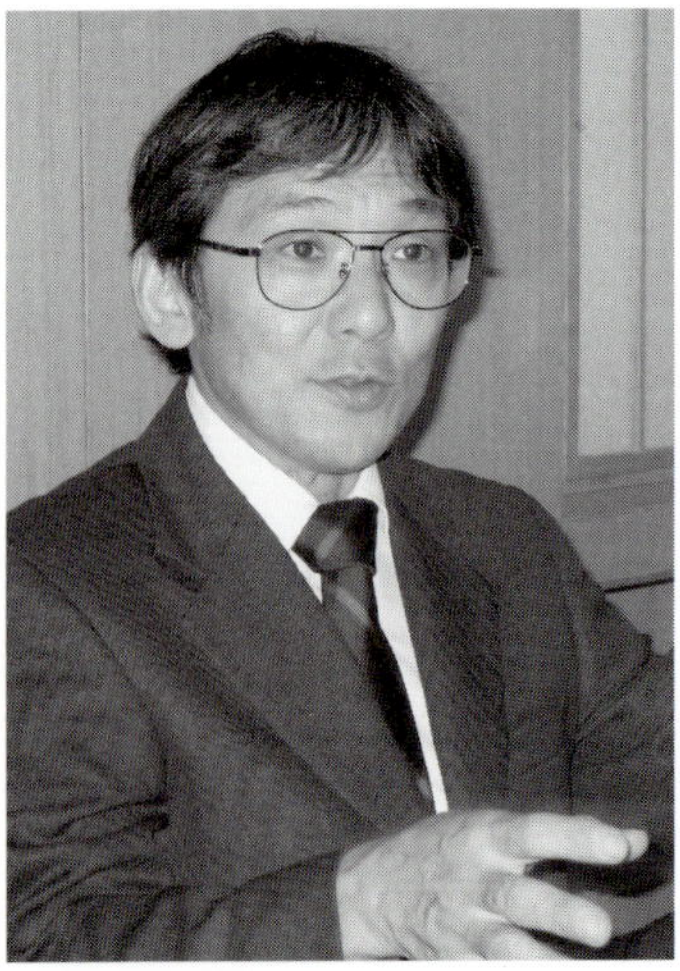

PROFILE

川嶋　朗（かわしま・あきら）

1957年生まれ。北海道大学医学部卒。在学中に東洋医学研究会を創設主宰。東京女子医科大学大学院修了。ハーバード大学医学部、マサチューセッツ総合病院留学。
1988年、大学内にオルタナティブ・メディスン研究会を設立。東京女子医大腎臓病総合医療センターなどを経て、現在、東京女子医大附属青山自然医療研究所クリニック所長、東京女子医大助教授。

たとえば喘息の症状に用いるβ刺激薬は、気管支を広げる代わりに動悸や冷や汗といった症状を起こさせ、自律神経系を乱します。また、副腎皮質ホルモンの投与は、副腎を萎縮させホルモンの分泌機能を低下させますし、経口糖尿病薬のSU剤は、膵《すい》臓にはたらきかけてインシュリンをたくさん出させますが、続けていると膵臓が疲弊してしまいます。

自然医療ではそうした薬をいっさい用いないと思われがちですが、必要に応じて使用しています。ただ、自然の力をいかに活かすかを念頭に、その薬は本当に必要なのか、自然医療的なアプローチではダメなのかと、常に検討するスタンスをもつところに真意があります。

病気になったら薬を飲めばいい、あるいは医者に治してもらえばいいという発想を、現代人は改めなければいけません。

生き方の目標を決め、そのために何が必要かをよく考えて

病気というのは実は主観的なもので、どこからどこまでを病気ととらえているかは、人によって違うのです。患者さん自身が、「私は病気ですから」と決めているわけです。同じ症状を抱えていても、別の人にとってはそれは病気ではないかもしれないのです。

つまり、**「生きる意味」は人によって千差万別**なのと同様、どこからどこまでが病気で、そうならないためにはどうしたらいいのかを決めるのはすべて自分だということ。

おいしいものをたらふく食べて3日で死にたいとか、徹底的に摂生するからあと30年生きたいというのはもっとも極端な希望で、その間のどこかに自分で着地点を決めればいいのです。病気をしない体づくりというのは、自分で決めている目標を達成するには何が必要かを一番に考えることだといえます。

私は時間をかけて、患者さんの話をじっくり聞いています。その人その人の生活スタイルや環境、家族、収入、仕事、どういうふうに生きて生きたいか、ひいてはどうやって死ぬのが幸せかも含めて考えて、適切な方法を提示していくのが私たち医師の役割だと考えています。ですから、同じ病名の患者さんだからといって、同じ治療法ということはないはずなのです。もしそれでいいのなら、医師の診断など不要で、自動販売機でボタンを押して薬を買えばすむ話でしょう。

みんながみんな、不摂生せず質素な食事をし、マニュアルどおりの健康法を実践できれば、生活習慣病やガンには縁のない生活が送れるのでしょうが、そこは人間ですから、いろいろ欲求もあるし譲れないこともあるでしょう。そういう患者さんに対しては、自分でできない部分を補う手立てを考えます。しかし、生活習慣の改善以外となると、西洋医学的な治療では限界があるのが現状です。

サプリメントの活用も、そうした考えの延長線上のことです。サプリメントを摂りたいと申し出る患者さんに対しては、「人でのデータはありません。動物でのデータ、あるいは細胞レベルのデータでこういう結果が出ているだけですがそれでいいですね」と念を押すこともあります。サプリメントは一般に高価なも

のですが、いわば自分の努力をお金で買うようなものですから、本人が納得されて使うのであればいいと思います。

人工透析患者の血液を浄化する

私はこれまで、多くの腎臓疾患の患者さんを診てきました。そのなかで、腎臓のはたらきに腸が大きくかかわっていることを改めて感じました。

尿毒素という物質の一部は腸管でつくられるのですが、これは腎臓が正常に機能していれば尿中から排出されるものです。しかし、腎臓が悪いと、そのまま血中に毒素が回ってしまいます。

血液が汚れれば、全身の機能に悪影響が生じることはいうまでもないでしょう。ですから腸管のコンディションをよくしておくことが、腎不全の患者さんには特に重要なのです。

透析患者がどんな症状に苦しんでいるかご存知ですか？ 全国に25万人といわれる透析患者の半数が関節などに痛みを抱え、4分の3が全身のかゆみを訴えています。また、透析患者は免疫機能が低下しているため、一般の人よりもガンや感染症にかかる率がかなり高くなるという問題もあります。

ですから医師の側も患者さん自身も、効果がありそうなサプリメントなどがあれば、いろいろ試してみるわけです。

私が試してみて大きい手ごたえを感じているのが、乳酸菌を生成したエキスです。乳酸菌の生菌ではなく菌体物質と分泌物によって常在菌を増やせること、そして何より目を見張るのは、人の腸粘膜のデータが添えられていたことです。

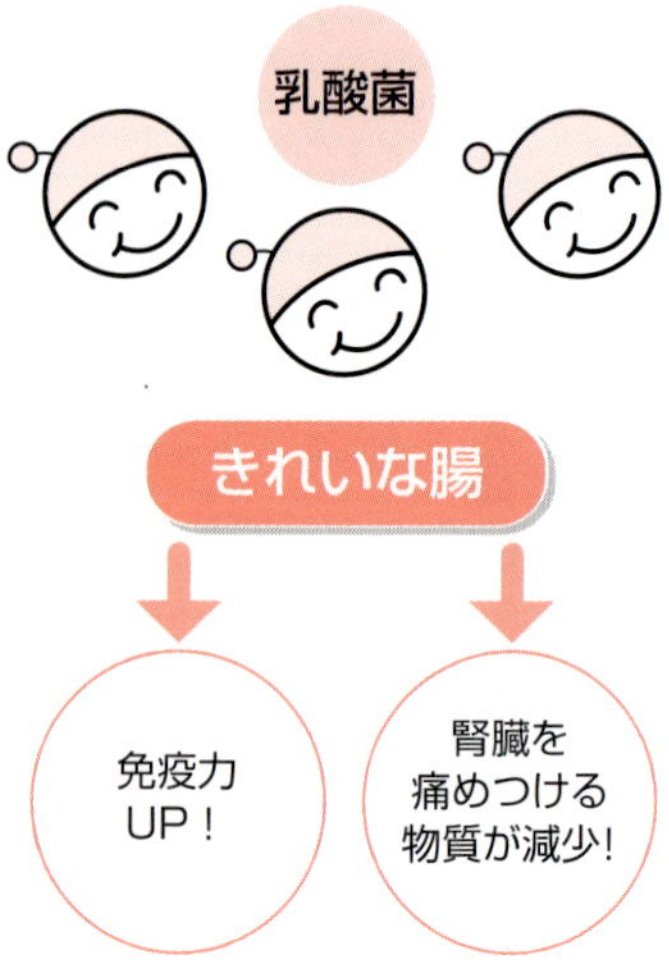

乳酸菌生成エキスを飲んだ透析患者さんに、血液中のインドキシル硫酸（尿毒素の一つ）の数値の減少がみられています。つまり、腸がきれいになって、腎臓を痛めつける有害物質が減少していることを示しています。免疫力も向上しますし、一石何鳥にもなることはまちがいありません。それならば、透析患者さんに用いるのはもちろんですが、保存期（透析導入前）の方にも使えないかと考えています。透析に入っていく人を減らす新兵器になるのではないでしょうか。

ただし、「サプリメントさえ摂っていれば大丈夫」という考えは間違いです。自分でやれるだけの努力もせずにサプリメントの力に頼っても、いい結果が現れるはずはありません。また、薬と違い、すべての人に劇的な効果が出るとは限りません。「通算三割打者で上等」ぐらいに考え、過度な期待をしないことです。

日本では、医療費削減、自己負担の流れが今後一層進むのは確実です。だからこそなおさら、病気をしないようにしなければなりません。これからは、自分で自分の身を守る力が、ますます要求される時代だといえるでしょう。

「いいとこ取り」で自己治癒力を高めよう！

西洋医学の常識にとらわれないで、効果的なサプリメントを

PROFILE

水上　治（みずかみ・おさむ）

1973年弘前大学医学部卒。85年、東京医科歯科大学にて医学博士号を取得。94年、アメリカ・ロマリンダ大学衛生大学院卒業、公衆衛生学博士号を取得。
東京衛生病院健康増進部長を経て、現在、健康増進クリニック院長。EBM for natural products推進協議会理事長、国際統合医学会常任理事、粘膜免疫研究会理事など、多くの代替医療研究会の要職を兼ねる。

「ガン＝死」は間違った先入観！ 免疫細胞を元気づけよう

病院を訪れる人はみな、「具合が悪いから治してくれ」といってやってくるわけですが、本来、自分の健康は自分で守るべきものだと私は考えています。

どんな病気もその症状の軽重にかかわらず、無理やストレスがたたって起こっているもの。不健康な生活習慣を続けていれば、体がおかしくなるのは当然です。免疫細胞に元気がなくなり、病原菌やウイルスの増殖を許してしまうからです。

そもそも**私たちの免疫力・自己治癒力は、ガン細胞にも負けない**強さを秘めています。ところが、実際にはガンが勝ってしまう。免疫細胞が十分に力を発揮できていないためです。

生活習慣病というのは、自分の免疫力を低下させるような生き方を10年も20年も続けてきた結果の現れです。その人の生きざまそのものといっていいでしょう。ですから、特別視されがちなガンも、生活習慣病の一つなのです。そして同じ大腸ガン患者でも、一人ひとりの症状も違えばガン細胞の様子も違います。

病気の成り立ち自体が人それぞれなのですから、同じ病気の人だからといって余命をいい切ることなどできないはずです。生活習慣を改めて、自分自身の免疫細胞を元気づけるような生き方をすれば、ガンの再発防止や進行遅延は不可能なことではないのです。

メンタルな要因も、免疫力を大きく左右します。患者さんが希望をもった瞬間、ＮＫ細胞（77ページ参照）が活性化することは少なくありません。「あと一年の命ですよ」といわれるより、「自己治癒力

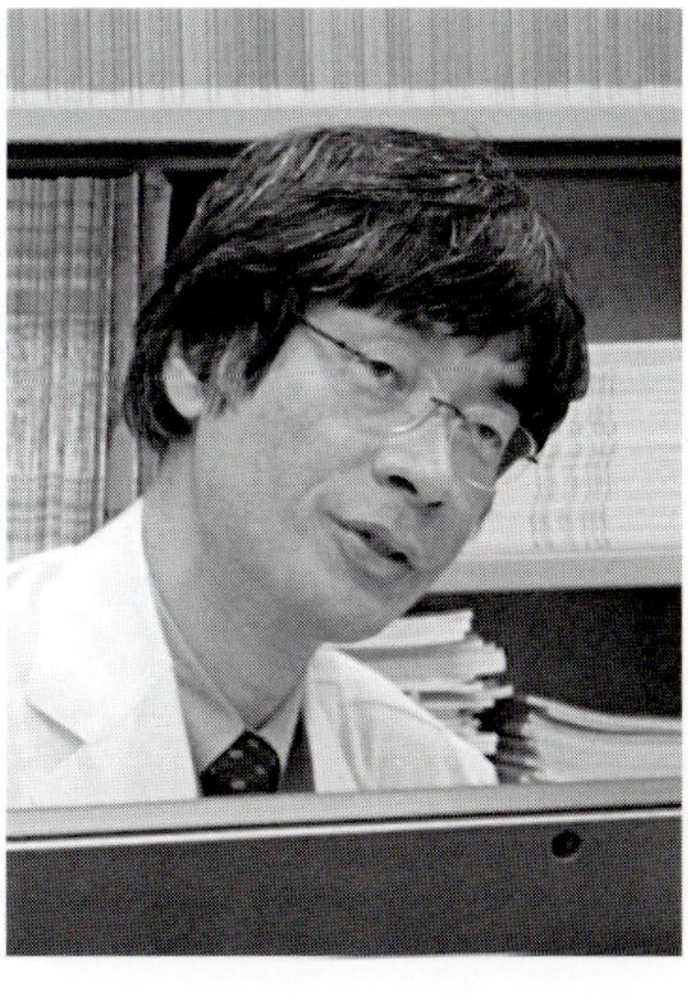

が上がっていけば状況は改善します」といわれたほうが患者さんはイキイキしますし、自己治癒力もアップするものです。

予防医学こそ医学の本流　できるところから生活改善を！

西洋医学にもとづいた現代のガン治療は、悪いところを取って「ハイ治りました」という、その場しのぎのものです。いうなれば、ボヤが出たので水をかけたというのにすぎません。出火しやすい環境を根本的に治さなければ、ボヤはまた起きるでしょう。

そこで、私は**病気の予防を第一に考え**、西洋医学の常識にとらわれずに生活習慣を改善することで免疫力・自己治癒力を向上させる「**代替療法**」を積極的に治療に取り入れています。

「病気の発生自体を抑えよう」という予防医学こそ医学の本流であるべきなのに、それが傍流になってしまっているのはおかしな話です。予防医学的な治療には保険も適用されず、日本の医療体制自体がゆがんでいるといわざるを得ません。

では、病気のもとをつくらないようにするにはどうしたらいいかというと、基本的には養生・摂生です。野菜をたくさん食べろとか、運動しろ、ストレスためるな、タバコ吸うななどといった、優等生的な生き方です。

バリエーションはいろいろあるでしょうが、**人間の治癒力を決定する要因は、正しい食生活、適度な運動、心身のリラックス**の三点に尽きると私は考えます。

実際、そうしたことを守れば守るほど、病気が発生する可能性は低くなることがデータからもわかっています。

ポイントを押さえて自分にあったやり方で生活を改めるだけでも、状況はグンと変わってきます。誰でも**多少の不摂生はあって当然、完璧でなくていい**のです。

たまに大酒を飲んだり分厚いステーキを食べても、翌日からはヘルシーな食事を心がけるとか、深夜まで仕事の日が続いても、休みの日だけは運動してリフレッシュするというように、病気に傾きかけた自分の軌道修正を怠らずに繰り返す。

そういう気持ちがあるかないかで、あとあと差が出てきます。

こうした代替療法的な考え方には、エビデンス（根拠）がない、科学的でないという理由から、批判的な医師が多いのも事実です。でもそれなら、「抗ガン剤治療はどうなんだ」と問いたい。

「いいとこ取り」療法でＯＫ！　乳酸菌でＱＯＬのアップを

日本における抗ガン剤の採用基準は、実は「延命」ではなく「縮小」です。それも二割の確率、つまり１００人中20人の患者さんのガン細胞の体積が半分以下に縮小したら抗ガン剤として認可されるという、極めてルーズなものです。

もちろん副作用も強く、１〜２％の患者さんは副作用で亡くなるのです。

さらに怖いのは、「ガン細胞を縮小させる薬に延命効果があるとは限らない」ということ。なぜなら、ガンを縮小すると同時に、生命力まで低下させてしまうからです。ほかに手がないからと、高価な抗ガン剤の投与を続けた挙句、寿命を縮めているようなものなのです。

　そのくせ、患者がサプリメントに頼るのを嫌う医師が多いのです。確かにサプリメントは文字通り補完的なものであって、試してみたすべての人に絶大な効果が現れるわけではありません。

　しかし、副作用はないし、１００人中１人に劇的に効けば、少なくともその１人にとってはそれが真理なわけです。

　保険がききませんから費用はかさみますが、患者さんにはサプリメントを選択する自由もあっていいはずです。「個」を重視した考え方です。

　従来のガン治療では個が無視され、「集団」でものごとが処理されており、それは患者中心の医療ではないし、科学的ともいえません。

　健康維持のため特に重要なのが、**腸内免疫とそのはたらきを助ける腸内細菌**です。腸内細菌の影響は腸内だけの問題ではなく、全身の免疫にかかわってくる重要事だからです。

　日頃から不摂生しないでいられれば苦労しませんが、そうはいかない現実の中では、安全性の高いサプリメントで足りないものを補うことは有効です。

　よい菌を増やせば免疫力は向上します。私は臨床経験を通して、腸内環境を改善する乳酸菌に、ガンの再発予防や転移予防に高い効果があると感じています。

　進行を遅らせるのはもちろん、ごく少数ですが縮小・喪失例も確認しています。そして何より、**QOL**（Quality of Life＝生活の質）の向上は、ほぼすべての患者さんが実感しています。

　また、乳酸菌系のサプリメントを摂ることで抗ガン剤の副作用が軽減することはよく知られていますが、そればかりではなく主作用（抗ガン効果）もアップすることがわかっています。

　というのも、乳酸菌系のサプリメントで免疫力・自己治癒力が増強されるということは、当然、抗ガン剤の効果アップにもつながるのです。

　抗ガン剤単独では生命力を弱めることになるけれども、同時に自己治癒力も発動させれば、トータルで主作用を高めることができるのです。

　結局、「抗ガン剤だけでもサプリメントだけでもうまくいかない」といえるのです。だからこそ、堂々と「いいとこ取り」してください。それが統合医療です。

　私たちの体には、頼もしい免疫細胞が大量に備わっているのです。自己治癒力を上げないかぎり、どんな病気も根治できません。免疫細胞があるのですから、それを十分に活かす生き方をするのが、完治への近道といえるでしょう。

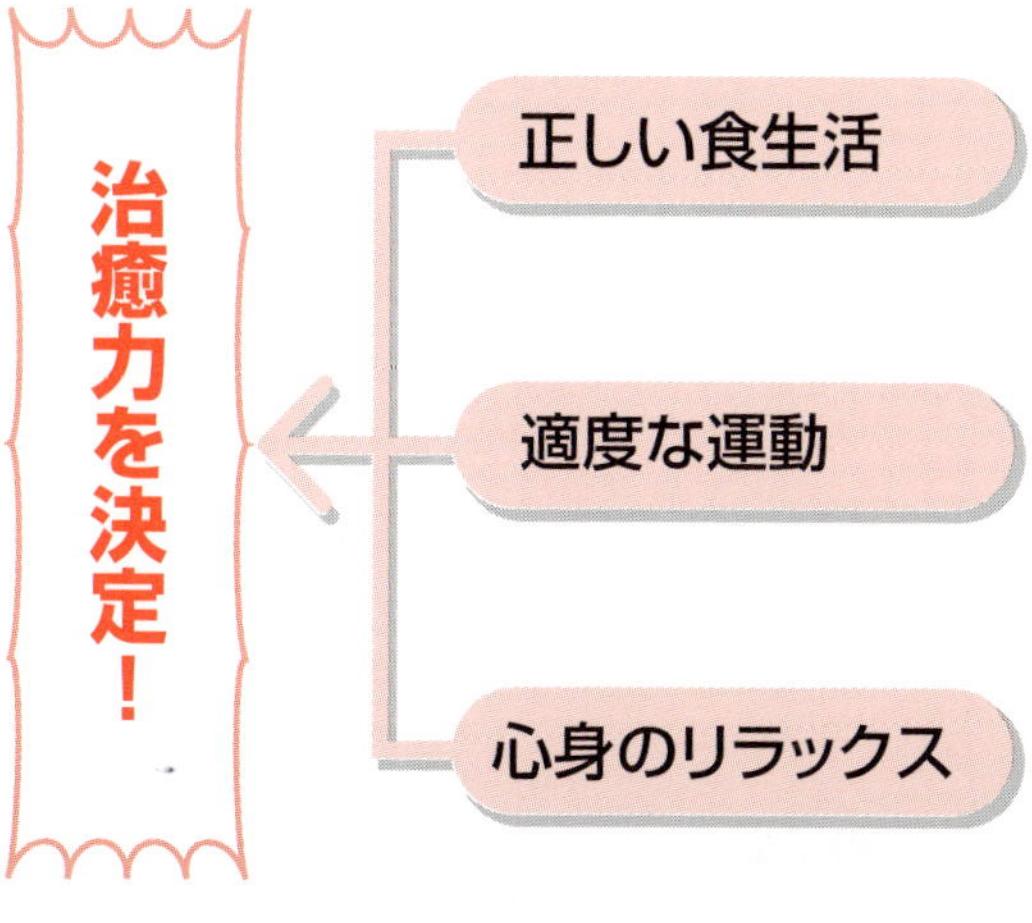

粘膜、腸と乳酸菌の密接な関係

アレルギーにも効果を発揮する乳酸菌

人の体は単なる器ではない　魂・心・体は三位一体

「できることなら病気になどなりたくない」と願うのはみな同じですが、人間の体は、ある意味では病気をするようにできているものです。「病気に弱くなっている」といってもいいかもしれません。

なぜなら病気は、誰もがつい犯しがちな生き方の間違いに警鐘を鳴らし、私たちにそのことを気づかせてくれる貴重なサインだからです。

では、病気になる人とならない人の差はどこにあるのかというと、そのサインをすばやく感じ取れる、**バランスのよい体づくりができているか否か**です。つまり、心身の異常を訴えて病院にやってくる患者さんは、サインに気づかなかった人、あるいは気づいたが生活の軌道修正をしなかったか、生き方の改善に失敗した人といっていいでしょう。

患者を診察し、検査し、薬を出すだけでは、医師は薬を管理するだけの人と大差なくなってしまうと私は考えています。実際、医療費の削減が深刻な課題となっている医療業界では、臨床薬剤師という形で医者の権限を薬剤師にも与えようという流れが出始めています。

医者は健康のトータルコンサルタントであるべきだというのが、私の考えです。そもそも、腸だけが悪いとか鼻だけが悪いというように、特定の部分だけが病気ということはありえません。

たとえば、私の専門は耳鼻科ですが、診察室で患者さんに足の裏やおなかを見せていただくこともあります。

びっくりする患者さんもいますが、頭のてっぺんからつま先までトータルで患

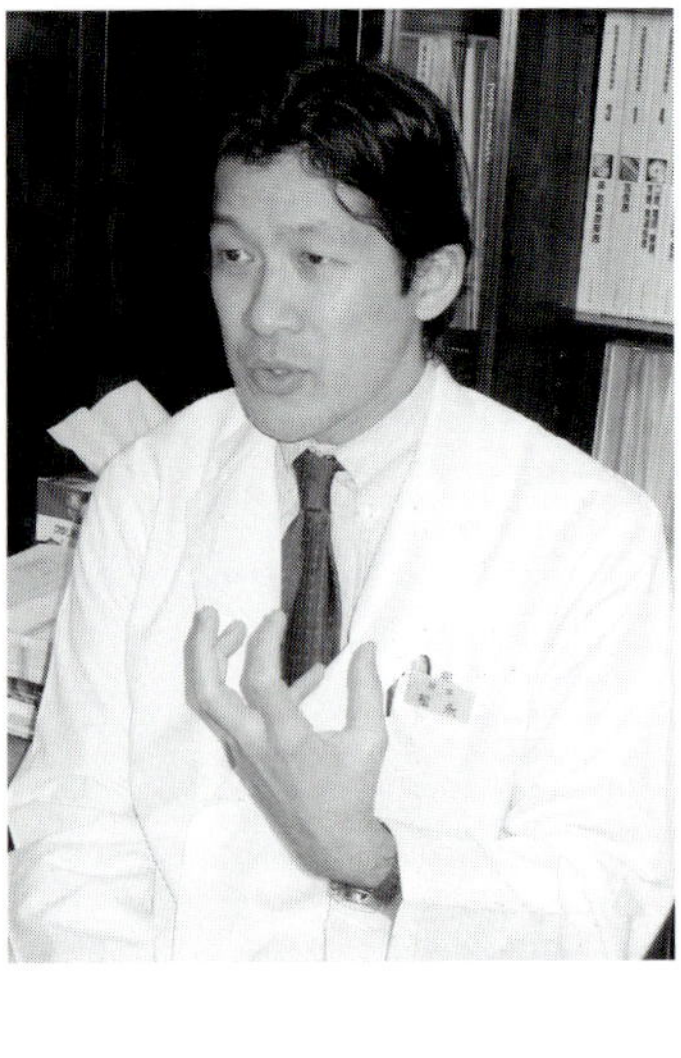

PROFILE

松永　敦（まつなが・あつし）

1960年生まれ。関西医科大学卒。一年間、大阪大学耳鼻咽喉科で研修後、東京大学音声言語医学研究施設にて咽頭生理学（特に歌唱時の咽頭生理）を研究。
現在は大北メディカルクリニック院長を務めるほか、大阪大学を中心とした医療施設で音声機能外科手術に取り組んでいる。神戸女学院大学で音声生理学、音声心理学の講座をもつ。専門の耳鼻咽喉科の枠にとらわれず、全身の健康相談も行う。

者さんの状態を診る必要があるからです。

病気になるのは、本人にとっては何気ない日常のどこかに間違いがあるためですから、それを突き止めなければいけません。患者さんの発する情報をフル活用して、ライフスタイルに踏み込んでいくのが、医者の真骨頂であるはずです。

どこがどう悪いのかプレゼンテーションし、治療方法の選択肢を提示し、コンサルテーションできて初めて、〝良医〟と呼べるのではないでしょうか。

アレルギー、粘膜、腸と乳酸菌の密接な関係

耳鼻科の疾患というのは、その多くが粘膜にかかわるものです。**粘膜というのは**、体内にありながら外界と接している臓器で、**重要な免疫機構**であることはよく知られています。

ところが、長年患者さんの粘膜を診てきた私からみて、現代人は粘膜が非常に弱くなっていると感じます。アレルギーや花粉症の患者さんが増える一方なのはそのためでしょう。ちょっとした寒暖の差で鼻水が出るといった、血管運動性鼻炎の人が増えてきています。

鼻水を止めるには抗ヒスタミン剤が有効ですが、効く代わりに口やのどが渇いたり、眠気が出てくることがあります。しかし、昔のお母さんがしていたように、熱いおしぼりで鼻の周りを温めたあと、鼻の下にワセリンを塗っておくというような処置でも、具合はずいぶんよくなります。もちろん副作用はありません。

薬には必ずといっていいほど副作用があります。そのうえ、薬の力で不快な症状を抑え続けていると病気のサインに鈍感になり、体がバランスを失っているのもわからないまま、次々と複数の病気を呼び寄せることになります。

時には薬を便利に使うのも必要ですが、やはり体にとっては自然でないもの、異物であることに変わりはありません。

自然なものがいいのは、食事に関しても同じです。特に季節ごとの旬のものには、その時々に必要なビタミンやミネラルが豊富に含まれており、私たちはそれを自然と吸収することができます。

旬の素材を生かした調理法で料理し、しっかり噛んで食べれば、自己免疫力はグンと上がり、やたらと風邪を引くことも、イライラすることも減るのです。

しかし、わずかここ数十年の間に、日本の野菜のミネラルやビタミンの量は激減しています。農薬で土が死んでしまっているのです。さらに、昔の人と比べて、漬け物や味噌などの発酵食品を食べる量も減っています。また、白米や真っ白いパンなど、精製された穀類からは大事な栄養素がとれませんし、農薬のたっぷりかかった野菜や添加物がてんこ盛りの加工食品も、体にいいはずがありません。

粘膜の状態を正常に保つには、**免疫のバランスと日々の食事**がものをいいます。どちらも**腸の健康**に深くかかわることです。そして粘膜を強くする方法の一つが、**腸内の乳酸菌の力を高める**ことです。乳酸菌は、腸の活動や免疫の場を整えるのに欠かせない存在です。

しかし難しいのは、外からただ乳酸菌を取り入れただけでは、おなかに定住してくれないことです。ぬか床をよそから

もらってきて足しただけではなじまず、毎日かき混ぜて自分で育てなければいけないように、自身のおなかの中の乳酸菌を増やさないと意味がありません。

ヨーグルトなどの乳製品では、その点で十分な効果が得られません。摂りすぎれば動物性たんぱく質の過剰、カロリーの摂りすぎにもなりますし、そもそも、乳糖不耐症が多く見受けられる日本人には合わないケースも多いようです。

アレルギー症状の緩和を多くの患者が実感！

臨床経験を通じて、**腸を大切にすることでアレルギーが緩和される**ことを私は実感しており、これまでにすでに多くの患者さんに乳酸菌のサプリメントを試してもらっています。アレルギー疾患、ガン、消化器疾患を中心に、症例数は450に及びます。その結果、アレルギー症状や花粉症の緩和など、6割以上の方が効果を体感しています。特にアトピー性皮膚炎の患者さんには顕著です。

腸の調子、排便感、便やオナラの臭いが改善されるのはもちろん、少数ではありますが肩こり、筋肉痛、関節痛、頭痛、月経痛、肌の調子、手足の冷え、低体温といった症状が改善したという意見も得られています。

もっとも、サプリメントには、薬のような即効性はありませんし、すべての人に効くわけではありません。しかし大事なのは、「害がない」ということ。

格別な効果が得られなかった人でも、症状がかえって悪化するとか、副作用が出るわけではありませんし、もとより乳酸菌を生成したエキスの場合、摂りすぎていけないということがありません。

体にいいと誰もが知っているビタミン類でさえ、ビタミンCを除いては摂りすぎるとよくないことがわかっているくらいで、これはかなり画期的なことです。

医者という立場からも、使用方法を細かく指導しなくても患者さん自身の判断で飲んでもらえるという利点があります。

年をとるにつれ、病気を恐れるあまり、健康にいいと聞けばとりあえずなんでも飛びついている人も多いことでしょう。

老化を防ぐ、あるいは若返りを促す「アンチエイジング」の動きも盛んですが、私はむしろ、「**グッドエイジング**」的な考え方が理想的だと思っています。

年をとることに抵抗していると、いつまでもそこから抜け出せません。年をとるのが大前提、当たり前のことだと受け入れて、その時々の自分を感じて心地よく生きていくことこそ、健康の条件なのではないでしょうか。

病気は自分の体からの〝お知らせ〟ですから、それに気づいてやればいいのです。恐れる必要はありません。

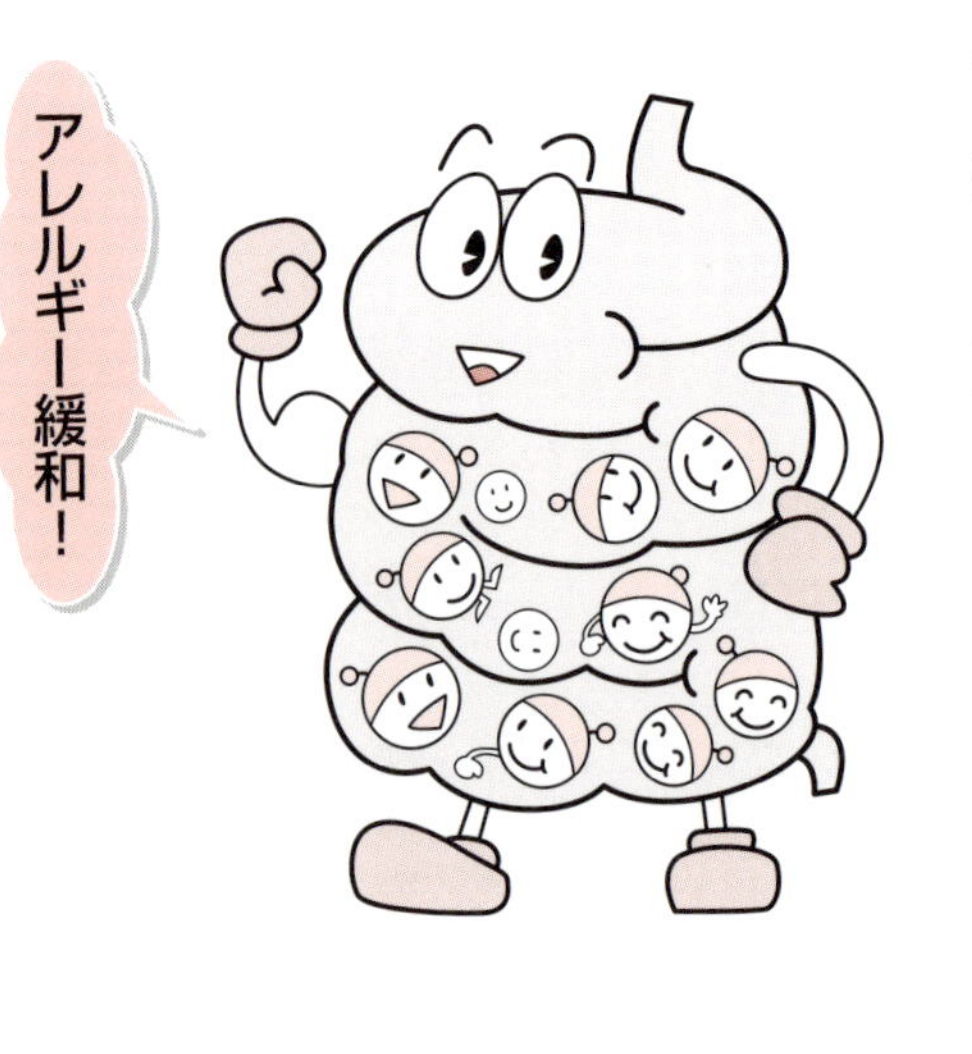

医食同源で血液もサラサラに！

しなやかな赤血球にして健康を手に入れる

「予防」と「未病」を考えたLIFEモデルで脳疲労を解消

医療技術の進歩につれ、すでに発症した病気を治療するだけではなく、病気を予防しようという考えが生まれ、さらに病気以前の状態、つまり、東洋医学の概念である「**未病**」の重要性が高まっています。しかし、「**予防**」と「**未病**」の間には、大きな隔たりがあります。

東洋医学と西洋医学は、本来は互いに補う関係にあるものです。そこで私たちは、両者の特質を取り入れた新たな哲学的概念として、健康状態を四つのステージに分類する「**LIFEモデル**」を提唱しています（次ページの図参照）。

このうち、現代医学が扱える領域は、すでに病気が発症したあとのEレベルと、自覚を伴う未病であるFレベルのほんのごく一部にすぎません。しかし現在でも、症状も自覚もないがMRIをとれば一部分梗塞がみられるというように、もう1ランク進んだIレベルの状態もみえつつあります。しかし、まだ方法論が確立されておらず、手を施すところまでは至っていないのです。

現代人は概して、**自分のコアの部分の状態を把握して異常に気づく能力**が低下していると考えています。そしてこれをLIFEモデルを応用した「**BOOCS理論**」の実践で高めることができると考えています。

心身の状態の変化がわからなくなるのは、脳の疲れ、つまり過剰なストレスなどにより脳のはたらきが低下することが原因です。そして、現代人を悩ませる数々の生活習慣病やうつなどの心の病の多くが、この「**脳疲労**」がもととなって

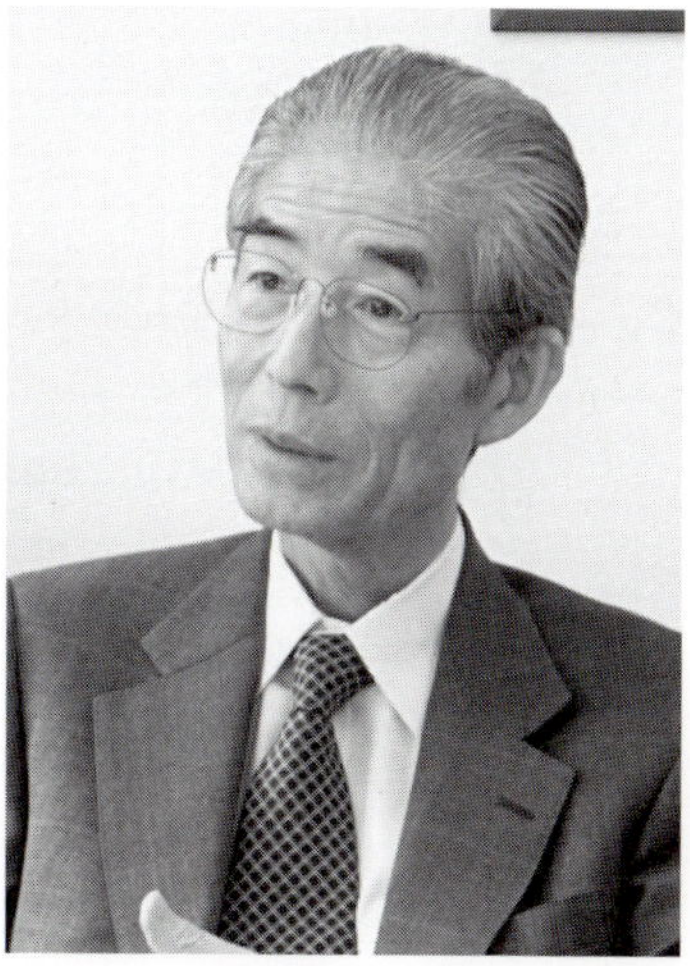

PROFILE

藤野武彦（ふじの・たけひこ）

1964年に九州大学医学部卒。1978年より臨床医学と併行して、病人ではない「ふつうの人」の健康をいかに増進させるかという「健康科学」の研究に従事している。特に「運動」「食」「メンタル」の各分野の深い関連性と統合化に焦点を合わせ、BOOCS理論を提唱し、現在10万人以上が成果を実証ずみ。レオロジー機能食品研究所所長。医療法人社団健人会理事長。九州大学名誉教授。著書に『BOOCS—至福のダイエット革命』など。

発症するという仮説が、**「BOOCS理論」**です。

BOOCSとは、Brain Oriented Obesity Control System（**脳指向型肥満治療システム**）の意味ですが、Brain Oriented Other diseases Control System（**脳指向型生活習慣病治療システム**）、Brain Oriented Oneself Control System（**脳指向型自己調整システム**）

でもあります。簡単にいえば、

①たとえ健康によくても、嫌いなことは決してしない

②たとえ健康に悪くても、やめられないことは決して禁止しない

③健康によくて、とても心地よいことをはじめる

ことで、脳疲労を解消するというものです。

世界で最も多い病気は、実は肥満です。**肥満も立派な病気**なのですが、なかなか治すことができないのが現状です。しかし、私はこれまでに、この「脳疲労解消法」が、糖尿病や高血圧といった生活習慣病のほか、肥満の改善にも有効であることを科学的に実証してきました。脳疲労を癒すことで、体内のセンサーを敏感にすることがBOOCSの真髄なのです。

LIFEモデル

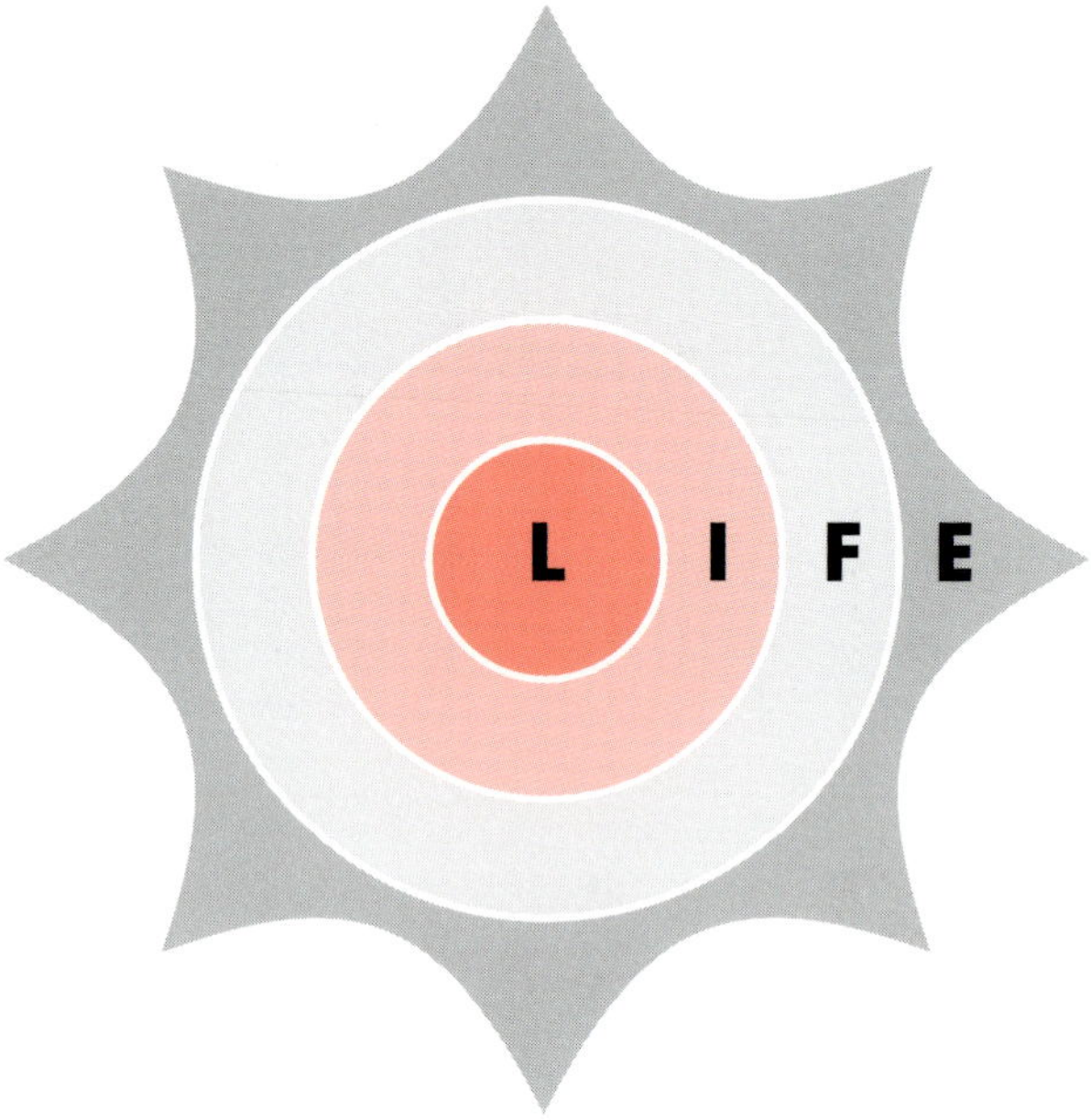

Lレベル コア生命レベル：警告も出る前で認識が難しい。Life（生命）、Love（愛）、Light（光）、Liberty（自由）などを象徴。

Iレベル 未病無自覚レベル：体は警告を発しているがそれにまだ気づかない。Insensible（無自覚の）、Indifferent（よくも悪くもない）、Inactive（不活性な）、Incubative（潜伏した）などを象徴。

Fレベル 未病自覚レベル：現代医学的には疾患とはいえないが自覚症状がある。Fuzzy（あいまいな）、Foggy（霧がかった）、Faint（元気のない）、Fatigue（疲労）などを象徴。

Eレベル 已病レベル：明らかに疾患が認められる。Emergency（緊急）、Explosion（爆発）、Exhaustion（枯渇）、End（終焉）などを象徴。

死因のトップはガンではない!? 2位と3位の共通点は？

現代人の病気は、血管の詰まりが原因となるものが圧倒的に多いのが特徴です。日本人の三大死因といえば上から順に、ガン・心臓病・脳卒中ですが、心臓病と脳卒中はいずれも血管が詰まって起こる病気であり、両者を合わせると死亡者数はガンを抜いて1位になってしまいます。

血管の太さは場所によって異なり、最大で1〜3センチメートルですが、微小循環といわれる細いところではわずか5ミクロンほどです。このうち、ミリ単位以上の比較的大きい血管については主に、動脈硬化で狭くなったところに血球が固まることで詰まります。

血液1立方ミリメートルあたりに含まれる赤血球は500万個にも及び、お互いがくっついて血栓となるのです。詰まってそこから先へ血液が行かなくなることで、心臓の筋肉や脳の細胞が死んでしまうわけです。

この場合には、カテーテルを血管に通して詰まったところを広げる、いわゆる風船療法という方法が確立されているほか、赤血球をつながりにくくする薬も発明されており、ある程度予防することも可能になっています。

一方、微小循環が詰まるメカニズムはまったく違っています。というのも、血管の太さが5ミクロンであるのに対し、そこを通ろうとする赤血球は7ミクロンもあるのです。しかしよくできたもので、円盤状の赤血球は、体をかがめて折れ曲がり、スッと通過していきます。

つまり、**赤血球のしなやかさ**（レオロジー＝粘弾性）がものをいうわけです。レオロジーの低下がいわゆる認知症と深い関係があることはわかっているのですが、まだ具体的な方策は開発されていません。私は医食同源の考え方をベースに、このレオロジーの研究を進めています。

医食同源の根本は日本の伝統的な発酵食品にあった！

そのヒントを与えてくれたのは、ある酒造で見せていただいた**日本古来の黒酢**でした。実験したところ、黒酢の中の有効成分が、赤血球を非常にしなやかにすることを確認しました。

その後、数ある**発酵食品**の中でも、とりわけ乳酸菌類がレオロジーの向上に有効だということがわかり、乳酸菌を研究するうちにたどり着いたのが、乳酸菌を生成したエキスです。

すでに動物実験においては、乳酸菌生成エキスが、確実に大腸ポリープや大腸ガンを抑制することを証明しています（86ページ参照）。

そのオリジナリティーは、それがヨーグルトのような単体の生菌ではないことです。死菌を摂るという斬新な発想に加え、16種類の菌を共棲培養することで、その発酵物の中から有効成分だけを取り出すという抽出法も大きな特色です。

当初はレオロジー研究のための一材料として出合った乳酸菌生成エキスですが、結果として大腸ガン抑制や免疫増強作用などの大きな効力が発見でき、患者さんの治療にも役立てることができるようになったわけです。

乳酸菌のサプリメントとマクロビオティック

さまざまな人たちの注目を集めている食事法に、マクロビオティックがあります。その基本となる考え方は、「人間はもともと自然から生み出されたもの、つまり自然の一部であり、自然とうまく調和して生きるのがあるべき姿だ」というものです。

マクロビオティックが提唱する食事法の柱は、「身土不二」と「一物全体」の二つ。身土不二とは、「人間は自分が生まれ育った環境・土壌と調和して生きていて、その土地で採れる旬の食材をいただくことで調和が保たれる」という考え。一物全体とは、「すべての食材はその全体として調和をとっていて、どこかが欠けた状態や一部分を取り出した状態で、都合のいいところだけ取って食べるのは不自然だ」という考えです。

つまり、「日本の風土気候に合ったものをそれぞれの旬の時期に、できる限り丸ごと、できるだけ加工しないで自然に近い形でいただく」ということ。適切なものを適量摂り、適度な運動をしていれば、自然な新陳代謝が促されると説いているのです。これらを満たす食事となると、自ずと「玄米菜食」に行き着きます。玄米に含まれる栄養素ともいえない微量成分と、それらも含めた全体のバランスが大事で、そこに価値があるのです。

しかし、マクロビオティックを徹底的に実践しようとすれば、食事の支度に多くの時間を割くなど、忙しい現代人には難しいこともあるでしょう。加工食品をいっさい使用しないのも、不可能に近いかもしれません。各家庭の調理時間が劇的に減っている現代に、どれほどの人にそんなことができるでしょう。現代人のライフスタイルに合わせて、やり方は臨機応変でいいのです。

そういう考え方のなかでは、状況に応じてサプリメントや健康食品で足りないものを補うのも有効です。たとえば、化学的に生成されたものではない自然由来のものなどは、健康維持の補助として有効でしょう。

ですから、全身の体調にかかわる腸のコンディションをよくする、乳酸菌系のサプリメントなどを摂りつつ玄米菜食を行う、ということも「アリ」なのです。

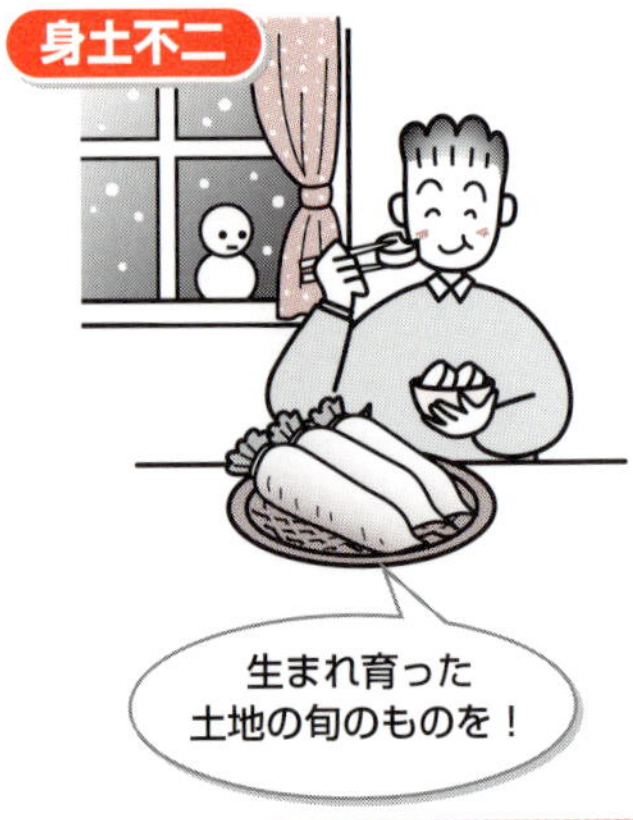
身土不二
生まれ育った
土地の旬のものを！

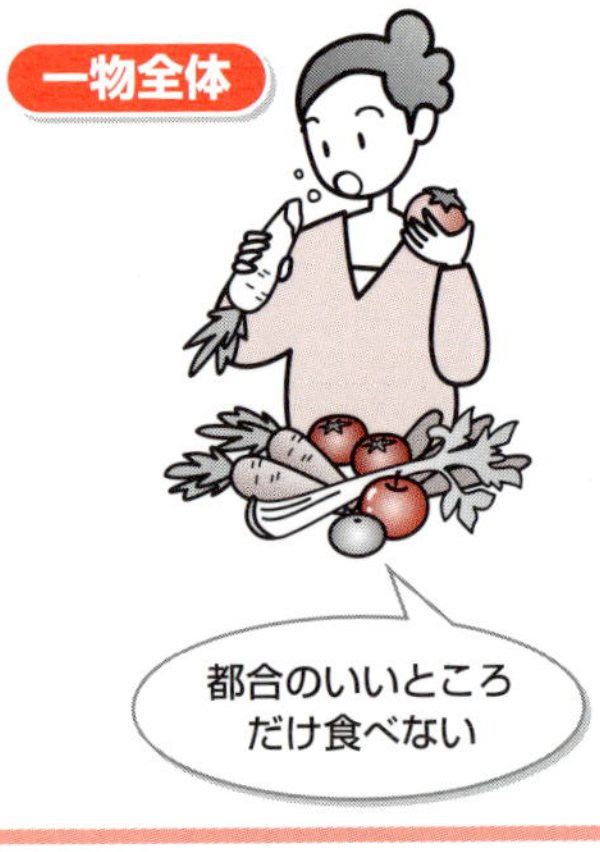
一物全体
都合のいいところ
だけ食べない

●監修・執筆

新谷弘実（米国アルバート・アインシュタイン医科大学外科教授）
〒107－0052
東京　東京都港区赤坂6－10－17　新谷オフィス
ニューヨーク　305 East 55th Street, New York, N.Y.10022
URL　http：//www.drshinya.com/

●執筆者（五十音順）

安保　徹（新潟大学大学院医学部教授）
〒951－8510新潟県新潟市旭町通一番町757
新潟大学医学部
URL　http：//www.med.niigata-u.ac.jp/zoo/

川嶋　朗（東京女子医科大学附属青山自然医療研究所クリニック所長）
〒107－0061東京都港区北青山2－7－13
青山自然医療研究所クリニック
URL　http：//www.twmu.ac.jp/AWNML/N/top/

灘　修身（九州大学名誉教授・レオロジー機能食品研究所顧問）
〒811－2501福岡県糟屋郡久山町大字久原2241番地の1
レオロジー機能食品研究所

藤野武彦（九州大学名誉教授・レオロジー機能食品研究所所長）
〒811－2501福岡県糟屋郡久山町大字久原2241番地の1
レオロジー機能食品研究所

古川　徳（東京農業大学農学部教授）
〒243－0034神奈川県厚木市船子1737
東京農業大学
URL　http：//www.nodai.ac.jp/

松永　敦（大北メディカルクリニック院長）
〒530－0001大阪府大阪市北区梅田1－12－17
大北メディカルクリニック
URL　http：//www.ookita.com/

水上　治（健康増進クリニック院長）
〒102－0076東京都千代田区五番町2
健康増進クリニック

●参考資料

『胃腸は語る』新谷弘実著（弘文堂）
『健康の結論』新谷弘実著（弘文堂）
『病気にならない生き方』新谷弘実著（サンマーク出版）
『生命の暗号』村上和雄著（サンマーク出版）
『免疫革命』安保 徹著（講談社インターナショナル）
『セカンドブレイン』マイケル・D・ガーション著（小学館）
『粘膜免疫』清野宏ほか編（中山書店）
『腸内フローラと健康』光岡知足編（学会センター関西）
『Newton』2005年11月号（ニュートンプレス）

図解　腸からはじめる幸せ健康法

2006年10月５日　初版発行
2007年１月25日　第３刷発行

監　修　　新　谷　弘　実
発行者　　富　永　靖　弘
印刷所　　慶昌堂印刷株式会社

発行所　東京都台東区 台東４丁目７　株式会社　新星出版社
〒110-0016　☎03(3831)0743　振替00140-1-72233
URL http://www.shin-sei.co.jp/

ISBN978-4-405-09139-9